Spiritual Care

スピリチュアルケア

臨床宗教師による
インターフェイス実践の試み

日本臨床宗教師会［編著］

作品社

スピリチュアルケア＊目次

まえがき――臨床宗教師の先達モデルとその意味を問う　5
1　「臨床宗教師」とかけて、なんと解く？／2　『深い河』（一九九三年）の大津と「実在する神」としての「やき芋」と「玉ねぎ」／3　「毒死列島身悶えしつつ野辺の花」／4　臨床宗教師の未来

序　論　15
1　日本臨床宗教師会とインターフェイス／2　なぜインターフェイスなのか？／3　一対多の対応は可能なのか？／4　ケア提供者の内面

第1章　インターフェイスの本質を探る――インターフェイスの集いⅠ　25
1　はじめに／2　「インターフェイス（Interfaith）」とは／3　私のインターフェイス／4　私のインターフェイス体験／5　鼎談／6　質疑応答

コラム①　臨床の宗教とカフェデモンク　101

第2章　インターフェイス・スピリチュアルケアの実践——インターフェイスの集いII　107
1　はじめに／2　私が考える「インターフェイス」／3　「提供者」間関係のインターフェイス／4　なぜインターフェイスが必要なのか／5　鼎談／6　質疑応答

コラム②　地域密着とネットワーク——慈愛会の活動　162

第3章　臨床宗教師としてのインターフェイスの実践——「インターフェイスの集い」を振り返っての座談会　167
1　二回にわたる「インターフェイスの集い」を振り返って／2　「インターフェイス」の基本の確認／3　インターフェイス・ケアに適した宗教間関係類型とは／4　「提供者」-「対象者」間のインターフェイス／5　「宗教的ケア」のニーズ／6　「提供者」と異なる宗教の「宗教的ケア」をせざるを得ない場面／7　インターフェイス・ケアにおいて「提供者」に求められるもの／8　信仰と世界観／9　宗教が進化する可能性／10　鎧《よろい》としてのビリーフ／11　「提供者」自身の変容と、人間が到達し得る次元／12　「対象者」の変容と「提供者」の変容／13　「ビリーフ自由」の次元／14　所属宗教のマジョリティ／マイノリティの問題／15　インターフェイス・ケアで求められるもの／16　「提供者」間の宗教組織文化の違いの問題／17　マジョリティのマイノリティに対する無意識の暴力／18　「違い」の中の「同じ」と「違い」

コラム③　熊本地震被災地での臨床宗教師の活動　225

第4章　アメリカのインターフェイス・チャプレン　231

1　インターフェイス・チャプレンになるまで／2　アメリカのチャプレンの宗教・宗派／3　インターフェイス・ミニスターとインターフェイス・チャプレン／4　インターフェイス・チャプレンのアイデンティティ／5　アメリカの大学でのインターフェイス・チャプレン教育／6　CPEでのインターフェイス教育／7　アメリカの医療チームでのチャプレンの役割／8　他宗教のチャプレンとの連携／9　チャプレン自身のアイデンティティのエンドレスな追求／10　アメリカのヒューマニスト・チャプレン

コラム④　医療における臨床宗教師　275

インターフェイスと「ビリーフ自由」——解題に代えて　281
おわりに　295
用語集　299
臨床宗教師の養成に関する年表　304

まえがき――臨床宗教師の先達モデルとその意味を問う

鎌田東二

1 「臨床宗教師」とかけて、なんと解く？

「臨床宗教師とかけて、なんと解く？」

「いのちにむきあうひとごころ（命に向き合う人心）、と解く」

「そのこころは？」

「人と人との奥底にある（あるいは奥にある）いのちの声をいのちをかけて、いのちを通して、聴きとり、取り次ぎ、つなぐわざである」からである。


そんな「臨床宗教師」の先達モデルとして、わたしはつねづね遠藤周作の遺作『深い河』（講談社、一九九三年）に出てくる大津と石牟礼道子を思い描いてき、機会あるごとにそのことを主張してきた。

それでは、どこが先達モデル足りうるのか？

一つは、宗教的なバックボーンを持ちながらも、そこに縛られず、自分自身の感性（命の声の感受）と思想（命に届く言葉の創出）に基づいた自由な（自在な）アクション（行動）に身を投じるところ。

二つめは、公私の間に独自の倫理的な距離を形成しているところ。教団や国家や地方自治体などの行政組織に対峙しながらも、それにおもねることも、しばられることもなく、自身の感性と思想に根差す行動をしながら、しかも、自分勝手ではない、他者との交流・共感・協働をいつも大切にしているところである。

三つめは、どこか、この世の漂泊者のような、旅人のような、巡礼者のような、頼りなげだが純真・純朴なたましいをもちつづけ、いきつづけているところである。

四つめは、それに関連して、この世的にはとても要領が悪く、世渡り上手の反対のような生き方をしているが、彼らの周りの人びとの霊性に深く届く行為と言葉を伝え残したところ。

これらの諸点がわたしにはこころにひびくところである。大津は創作上のフィクショナルな人物であるが、石牟礼道子は現実上の水俣病患者にもっとも近いところで支援し、発言し、行動し、表現しつづけてきた実在の人物で、同じ平面で比較できるわけではない。

2 『深い河』（一九九三年）の大津と「実在する神」としての「やき芋」と「玉ねぎ」

遠藤周作は一九二三年三月に東京で生まれたが、半年後の九月に関東大震災が発生。一九三五年に灘中学に入学、一九三八年七月の阪神大水害を体験。一九四〇年に灘中を卒業するが翌年太平洋戦争が始まり、〝戦中派〟として戦争のさ中に青春時代を過ごす。そして小学校中学校時代をすごした神戸で阪神大震災が発生した翌年一九九六年に死去した。生まれた年と晩年に大震災が発生している。

遠藤の中から生みだされた文学作品、特に『深い河』を考察することは、「被災者あるいは弱き者を前にした文学・宗教は何ができるのか」という問いを解くヒントを与えてくれるだろう。「神と人の痛みの文学」を。「弱さ」を生きざるを得ない人間のありようとそこにおける宗教のはたらきを。

遠藤は、上智大学予科甲類（ドイツ語クラス）に在籍していた昭和一六年（一九四一年）に『上智』第一号（上智大学修練報告団団報班編、上智学院出版部発行、一九四一年一二月）に「形而上的神、宗教的神」と題する論文の最後をマイスター・エックハルトの次の言葉を引いて閉じた。

人々は考えられたる神に於て満足しない。
人々は実在する神を持たねばならぬ。

だが、その「実在する神」は、「神は色々な顔を持っておられる」と、遺作と言える『深い河』の大津に言わせている。

大津は、フランスの神学校の口頭試問で、「ヨーロッパの教会やチャペルだけでなく、ユダヤ教徒や仏教の信徒のなかにもヒンドゥー教徒の信者にも神はおられると思います」と言い、それは汎神論的な異端思想であると激しく非難される。もちろん、それはキリスト教の神が「色々な顔」を持って、いろいろな宗教の中に現れているという考えでもあるのだが、そのような曖昧で変幻自在な神の顔は、神の一神的な絶対性と純粋性と超越性を冒瀆する思想だからだ。

しかし、そのような批判に納得できない大津は、キリスト教の中にも実は「汎神論的なもの」が含まれていると反論する。神学校では一神論が汎神論と対立するというような教科書的な常識を教えられたが、例えばシャルトルの大聖堂にはその地方の地母神信仰が聖母マリア信仰に溶け込み昇華されているし、一六-一七世紀の日本人の基督教信仰には仏教や汎神論が混在しているとも主張する。

それに対して、査問官は「では正統と異端の区別を君はどこでするのかね」と問いかける。大津は、「今は中世とちがいます。他宗教と対話すべき時代です」、「基督教は自分たちと他宗教を対等と本当は考えておりません」、「これでは本当の対等の対話とは言えません。ぼくはむしろ、神は幾つもの顔をもたれ、それぞれの宗教にもかくれておられる、と考えるほうが本当の対話と思うのです」と答える。

だが、この大津の答えは査問官の反感と怒りを買い、結局彼はその「異端」思想のために神父になる資格を獲得することはできなかった。それでも大津は、「神とはあなたたちのように人間の外にあって、仰ぎみるものではないと思います。それは人間のなかにあって、しかも人間を包み、樹を包み、草花を包む、あの大きな命です」という考えを捨てることはできなかった。大津の「神＝キリスト」は愛の塊りであり「ぬくもり」であるが、その愛はすべてのものを「包む、あの大きな命」だったのだ。それはアニミズムのキリストである。

大津はかつての憧れの女性・美津子に向けて書く。「日本人だからイエスという名を聞いただけで敬遠なさるでしょう。ならばイエスという名を愛という名にしてください。愛という言葉が肌ざむく白けるようでしたら、命のぬくもりでもいい、そう呼んでください。それがイヤならいつもの玉ねぎでもいい。（中略）ぼくは玉ねぎの存在をユダヤ教の人にもイスラムの人にも感じるのです。玉ねぎはどこにもいるのです」と。

大津は思想的確信犯である。彼はキリスト教を信仰しているというよりも、キリストに「つかまれた」人間として〝因縁〟にしたがって生きた。

『深い河』は、「やき芋ォ、やき芋ォ、ほかほかのやき芋ォ」という言葉で始まる。「ほかほかのやき芋」とは、遠藤らしい「実在する神」の愛のメタファーである。深い河向こうの「集いの地」には、神から与えられる、得も言われぬぬくもり＝愛の「やき芋」がある遠藤は冒頭から直球を投げてくる。

この小説のキーワードは、「やき芋」と「玉ねぎ」である。「玉ねぎ」とは大津と美津子の間に交わされるイエス・キリストを表す隠語である。美津子は学生時代に大津を誘惑し、捨てた。それは美津子にとって、「神＝キリスト」の持ちものを奪う悪意を持った行為であった。美津子は大津に「神」を棄てさせることに成功する。

しかし、「神」を棄てた大津を「神」は棄てなかった。それこそ「形而上学の神＝机上の神＝神学上の神」ではなく、「実在の神＝生きて現実世界にはたらく神」である。

大津は再会した美津子に言う。「あなたから棄てられたからこそ——、ぼくは……人間から棄てられたあの人の苦しみが……少しはわかったんです」と。「神」を棄て、美津子に棄てられた大津は、礼拝堂で「神」の声を聴く。「おいで、という声を。おいで、私はお前と同じように捨てられた。だから私だけは決してお前を棄てない、という声を」。そしてその声に向かって大津は「行きます」と応えたのである。

『深い河』は、遠藤が一七歳の時に問いかけた「実在する神」のはたらきを大津や美津子やそのほかの登場人物を通して「色々な顔」として描き切っている。

私はこの著作と大津に、「インターフェイス（Interfath）」と「実在する神」はたらきという架け橋をつなぐ遠藤と大津の「臨床宗教」のワークを見る。

3 「毒死列島身悶えしつつ野辺の花」

毒死列島身悶えしつつ野辺の花
さくらさくらわが不知火はひかり凪
死におくれ死におくれして彼岸花
祈るべき天とおもえど天の病む

東日本大震災直後に作られた石牟礼道子の俳句である（季刊『環』vol. 46所収、特集：東日本大震災、「野辺の花」藤原書店、二〇一一年七月刊）。

石牟礼は、この時、水俣で起こったことと福島で起こったことを重ねている。そして、生類すべての悲しみと憤りを込めて、肺腑をつらぬく言葉のつぶてをたたきつける。

二〇一一年四月二〇日の日付の入った「花を奉る」と題する詩の後半はこの俳句と連動する。

（前略）花や何　ひとそれぞれの　涙のしずくに洗われて咲きいずるなり
花やまた何　亡き人を偲ぶよすがを探さんとするに　声に出せぬ胸底の想いあり　そをとりて花となし　み灯りにせんとや願う
灯らんとして消ゆる言の葉といえども　いずれ冥途の風の中にて　おのおのひとりゆくときの花あかりなるを　この世のえにしといい　無縁ともいう
その境界にありて　ただ夢のごとくなるも　花

かえりみれば　まならにあるものたちの御形　かりそめの姿なれども　おろそかならず
ゆえにわれら　この空しきを礼拝す
然して空しとは云わず　現世はいよいよ地獄とやいわん　虚無とやいわん
ただ滅亡の世せまるを待つのみか　ここにおいて　われらなお　地上にひらく　一輪の花の力を念じて合掌す

石牟礼は、「折れたまま咲く花に」と題された二〇一二年三月六日付け朝日新聞掲載のインタビューの中で、「胎児性水俣病の患者さんたちは、病気のために、ごく普通のことができない。自分で風呂に入れないし、お箸も握れない。歩くこともできない。それなのに、わたくしがこの前、お見舞いに行きましたら、車いすで近づいてきて（私のことを）抱こうとなさった。人の体に触れることも難しいんですよね。抱こうとしてのけぞってしまわれたんです。それでも何とか近づいてきて。わたくしの方が励まされました」と述べている。

また、「震災の死者たちについて」、こうも述べる。

「死と生はつながっていると思っています。
ほかの生物の死に取り囲まれて、花が開く。
私たちは、ほかの人たちの死によって生かされている。
私はそのことをつたない言葉で表現することしかできません」

そして、詩「花を奉る」について、

「震災後、がれきの中で小さな野の花が咲いているのをテレビで見ました。
折れているのに、下を向いたまま花を咲かせていた。
上を向いて咲きたかったろうに。
生命とは、こういうものと思って、励まされましてね。
花も傷ついている、生傷を全身にうけながら花を咲かせている。
それは私たちの心をも表現している。
（花から）呼びかけられているとも思いました」

と述べる。
「毒死列島」という惨酷な現実の中でもしっかりと「野辺の花」は咲く。その「野辺の花」にこそ未来がある。

4　臨床宗教師の未来

私は、遠藤が描いた大津や石牟礼が提示した「毒死列島」の中で「生傷を全身にうけながら花を咲かせている」野辺の花に、臨床宗教師の未来を見る。

毒花は　毒を喰らえど　薬師仏

序論

谷山洋三

1　日本臨床宗教師会とインターフェイス

二〇一一年三月一一日に発災した東日本大震災後の支援活動において、宗教者が宗教宗派の枠を超えて協力してきた。そのような運動体の一つが、宮城県内で活動した「心の相談室」である。[1]「心の相談室」は、チャプレンを養成する寄附講座設立運動の中心的存在であり、二〇一二年四月に東北大学大学院文学研究科に「実践宗教学寄附講座」が開設された。[2]

チャプレンの和訳については、二〇一一年五 - 一二月にかけて「心の相談室」の会議で議論されている。[3]当時の「心の相談室」の事務局長であり、東北大学の寄附講座開設の手続きを引き受けた鈴木岩弓・宗教学研究室主任教授の記録によると「最終的に『臨床宗教師』に落ち着いたのは、正確には大学に提出した書類作成中のことで、二〇一二年一月のことであった」鈴木（二〇一六：三一二）。

　四月に開設された実践宗教学寄附講座では、鈴木が主任教授を兼務し、高橋原と谷山洋三の二人の准教授が雇用された。臨床宗教師のプログラムを準備しつつ、寄附者や支援者への報告と、さらなる寄附金の獲得を目的として、年二冊程度のペースでニュースレターを発行した。二〇一二年九月一日発行の第一号は、日本語版に加えて唯一英語版も作られた。「心の相談室」と共に寄附講座開設に尽力した、ファンドレイザーでもある「一般財団法人東北ディアコニア」▼4の協力で英訳されたが、その際に、臨床宗教師の英訳について寄附講座との間で検討がなされた。本稿作成のために高橋に尋ねたところ、——東北ヘルプから最初に示された原案では"Clinical Religious Experts" となっていたのを、高橋が "Interfaith Chaplains" に改めた。なお、なぜこうしたのかは記憶にない——という回答を得た。

　この時の訳語については谷山も確認したような記憶があり、interfaith chaplain 以外に multifaith chaplain も候補になっていたように思う。日本語版ニュースレター第一号の冒頭で「日本的チャプレンとでもいうべき専門職（仮に『臨床宗教師』と呼んでいます）の育成を行うために」とあるように、「臨床宗教師」という言葉でさえも、当初は確固たるものではなかった。

　Interfaith か multifaith か?という点について高橋は——interfaith chaplain と言えば英語圏の人々にすぐに通じるので、それで通していた——という。高橋がその後、米国在住の日本人チャプレンにメールで質問したところ、——multifaith の方のイメージとして、「大都市の大病院のチャプレン、陸海空軍のチャプレン」が挙げられている。つまり、あらかじめ、ケア対象者の中に多種多様な信仰を持つ人々が含まれていて、それらの人々のニーズに多様なチャプレンが対応するという理解。この説明を受けて、日本の臨床宗教師はさしあたり大病院や軍隊で活動しているわけではないし、さまざまな自覚的信仰を持っている人々が存在する社会でもないので、multiではなく、interfaithで間違いなかろうと考えて今日まで来た次第――という。

2　なぜインターフェイスなのか？

そもそも、臨床宗教師について考える際に、なぜ「インターフェイス」という言葉に注目するのか、について整理しておかねばならない。カタカナで「インターフェイス」と書くとき、interfaceとinterfaithの二つの英単語を想定するだろう。前者は「(コンピューターで)接続(する装置またはプログラム)」を意味する名詞または動詞で、後者は「異教徒間の、宗派を超えた」を意味する形容詞であり、ここでは後者を扱う。臨床宗教師は、日本版のチャプレンであり、interfaith chaplainの新しい和訳とも言えるのだが、この日本語を再び英語で説明する際に、interfaith chaplainを用いてきた。

この点について谷山も、最近になって日本在住のアメリカ人チャプレンに確認したところ、次のような回答を聞いて得心した――multifaithもinterfaithも日常では同じように使うが、multifaithは多様なチャプレンが多様な信仰者に一対一で対応するようなイメージで、interfaithは一人のチャプレンが多様な信仰者や無宗教者に対応するようなイメージ——とのこと。高橋の回答にあるように、大病院や軍隊では、多様なチャプレンを雇用することが可能であり、時間的余裕があれば、ヒンドゥー教徒の患者に対してヒンドゥー教徒のチャプレンを、ムスリムの兵士に対してムスリムのチャプレンをアレンジすることができる。しかし、緊急時やチャプレンの多様性が担保できない場合は、一人のチャプレンが様々な宗教的背景のある人々に対応せざるを得ない。つまり一対多の対応である。

さらに高橋の回答を見てみよう——multifaithというのは、対象者の多様性に対応するというニュアンスが濃く、interfaithは提供者（チャプレン）同士の、信仰の垣根を越えた協力の姿勢がクローズアップされているようにも思える。しかしそれはおのずから、多様な対象者に対しても信仰の壁を越えていくことも含意するだろう。そういうわけで、どちらの言葉を用いても、現場のチャプレン／臨床宗教師の姿勢に変わるところはなく、臨床宗教師をmultifaith chaplainと訳すとしてもそれが間違いだとは思わないが、信仰を異にするもの同士の協働、信仰を異にする対象者への働きかけ、をより意識させる言葉として、inter-（互いに）を選んできたと言える——。

このようにinterfaithには、個々の臨床宗教師が、仲間やケア対象者の多様な信仰に柔軟に対応するという期待が含意されていた。

3　一対多の対応は可能なのか？

二〇一二年、二〇一三年の日本宗教学会学術大会では、臨床宗教師に関するパネル発表を行ったのだが、特に二〇一二年の大会では、次のような意見を耳にすることが少なくなく、当惑したことを憶えている。すなわち――「超宗教・超宗派」の活動なんてできるはずない――と。

歴史的には、二〇世紀初頭よりプロテスタントを中心としたエキュメニカル運動（キリスト教教派間ないしは多宗教間の対話と協力）が始まり、カトリック教会も第二バチカン公会議（一九六二‐六五年）において『キリスト教以外の諸宗教に対する教会の態度に関する宣言』が公示された。一九七〇年には京都で第一回世界宗教者平和会議が開催されるなど、現在に至るまでさまざまな形で宗教間対話、宗教間協力が展開されている。東日本大震災後の「心の相談室」の活動も、このような流れの中に位置づけることができるだろう。

日本宗教学会の会員は、その発表を見る限りかなり多様である。宗教界やそれと関わる社会を広く俯瞰する研究者もいれば、神学・教学・宗学といった自らの信仰を中心軸とした研究者もいる。上記の否定的意見は、おそらく後者のような研究者から出た声だったのだろう。実際に「他教団と協力するなんて、あり得ない」「臨床宗教師とは、「臨床宗」という新しい宗派の「教師」のことでは？」といった、批判や揶揄は今も臨床宗教師の有資格者から間接的に聞こえてくる。

さて、このような環境に生きる宗教者がinterfaithの姿勢、より具体的には「一対多」の対応が可能なのだろうか？　そして、どのように実施できるのだろうか？
まず、宗教者同士の対応としては、上記のような宗教間対話、宗教間協力によって実証されている。ケア対象者に対してはどうかと言えば、例えば長岡西病院ビハーラ病棟での実例がある。[5] 同病棟では伝統仏教内での協力関係であるが、「心の相談室」では伝統仏教だけでなく、神道、キリスト教、新宗教の有志が協力して支援活動を行った。また、宗教者災害救援連絡会（宗援連）ではこれよりも幅広い協力関係が見られる。[6]
「どのように」といった場合には、その方法と、ケア提供者の内面に分けて考察する必要がある。まずは方法だが、最も容易なのは、特定の相談内容に応じて他の宗教者を紹介する、という方法である。「心の相談室」による電話相談では、相談員の七七パーセント（n＝13）が「他の宗教者（応答者）に交替した」と回答している。[7] これよりも少しハードルが上がるのが、他教団の教義や儀式に触れることである。同じ電話相談では、相談員の三一パーセントが「他教団の教義や慣行に関する情報提供」を、一五パーセントが「他教団の祈り・読経」を行ったと回答している。長岡西病院ビハーラ病棟では、常勤ビハーラ僧は自教団で用いない読経をすることがあった。米国の病院チャプレンは、例えば感謝祭の日には入院患者やスタッフに祝福を与えるために多忙になるという。その際、非キリスト教徒のチャプレンもかり出され、「私はキリスト教徒ではないけど宜しいか？」と了解を得た上で、祈るという。
さて、もっとも肝心なことは、ケア提供者の内面である。信仰といってもいいだろう。まさにここで inter-faith（ここでは「自他の間に現れる信仰」とでも言うべきか）という姿勢が問われるのである。

4　ケア提供者の内面

「一対多」の対応を可能にするためには、少なくとも他の宗教の存在を認め、ある程度肯定的な側面を見出すという姿勢が不可欠であろう。逆に、自分が信仰する宗教だけが正しくて、他の一切の宗教は全き邪教であって、一句たりとも学ぶべき点はない、といった姿勢では「一対多」は不可能である。また、その反対方向に逆振れするならば、他宗教を肯定するあまり自宗教をないがしろにしてしまうおそれがあり、これもまた極端すぎてケア対象者からの信頼を得られないかもしれない。

例えば、仏教の慈悲とキリスト教の愛は、一定の共通点があると思われる。慈悲の慈（mettā）は無制限の友情といった意味だが、これはおそらくアガペー（agape: 無限の愛）と対比することができる。他方で、仏陀（如来）は人間の完成形であるので、人間を完全に超越した一神教の神（ヤーウェ、アッラー）とは比較することさえ難しい。このような異同を踏まえた上で、類似点に焦点を当てれば他宗教を肯定的に見ることができる。

とはいえ、各宗教には宗派や教派が多数あり、新宗教も含めれば、すべてを網羅して「仏教のすべて」「イスラムのすべて」を理解することさえ困難である。頭で教義を理解したとしても、感情的には受け入れられない側面もあるだろう。つまり、他宗教を肯定的に見るとしても、自ずと限界があるということだ。そのような限界を知り、自らの無知を受け入れることもまた、「一対多」において必要なことだと思う。もし「無知の知」という謙虚さをもたないと、八つ当たりのように初対面の宗教を否定したり、攻撃するおそれがあるからだ。

おそらく、自宗教への信頼と、他宗教への信頼がなんらかの形でバランスをとることで、「一対多」が可能になるのだと思う。グラデーションのように表現できる場合もあれば、多層的に表現される場合もあるだろう。真実と方便、という姿勢もあるかもしれない。第三章で、小西がポール・ニッターの宗教間関係類型を用いて枠組みを提示しているように、ケア提供者の内面は個々人によって異なるものであり、それぞれの発題者の語りを読みながら、さまざまな在り方を知り、そしてぜひ読者ご自身でも自分の interfaith を振り返っていただきたい。

註

▼1 詳しくは、谷山（二〇一二）、谷山（二〇一三）、鈴木（二〇一六）、金田（二〇二一）など。

▼2 実践宗教学寄附講座は二〇二三年三月三一日まで一二年間、臨床宗教師の養成とこれに関係する研究を行った。その成果は同講座のニュースレターとともに、ホームページに残されており（http://www2.sal.tohoku.ac.jp/p-religion/2017/index.html）、特にニュースレター第一七号に詳しい。その活動の多くは、二〇一九年四月一日に東北大

学大学院文学研究科の改組によって開設された「死生学・実践宗教学専攻分野」に引き継がれている。

▼3　詳しくは、鈴木（二〇一六：三一〇‐三一三）。

▼4　東日本大震災後の支援活動を継続してきた「東北ヘルプ（仙台キリスト教連合被災支援ネットワーク）」の事務局を担うのが、「一般財団法人東北ディアコニア」であり（http://touhokuhelp.com/lifesupport/indexold.html）（http://touhokuhelp.com/secretariat/indexold.html）、その中核を担ったのが、「心の相談室」室長補佐でもあった川上直哉牧師である。

▼5　詳しくは、谷山（二〇〇五）、森田（二〇一〇）など。

▼6　宗教者災害救援連絡会（宗援連）のホームページ（https://sites.google.com/site/syuenrenindex/）。

▼7　谷山・森田（二〇一五：七九‐八〇）。

参考文献

金田諦應（二〇二一）『東日本大震災――3.11　生と死のはざまで』春秋社

鈴木岩弓（二〇一六）「「臨床宗教師」の誕生――公共空間における宗教者のあり方」、磯前順一・川村覚文編『他者論的転回――宗教と公共空間』ナカニシヤ書店、二九〇‐三一八頁。

谷山洋三（二〇〇五）「ビハーラとは何か？――応用仏教学の視点から」、『パーリ学仏教文化学』一九号、三三‐四一頁。

谷山洋三（二〇一二）「宗教者によるこころのケア」『宗教と現代が分かる本　二〇一二』渡邊直樹責任編集、平凡社、五〇‐五五頁。

谷山洋三（二〇一三）「「心の相談室」のその後と臨床宗教師」、渡邊直樹責任編集『宗教と現代が分かる本　二〇一三』平凡社、二六‐三一頁。

谷山洋三・森田敬史（二〇一五）「電話相談における宗教協力の意義」、『論集』四二号、四一‐五五頁。

森田敬史（二〇一〇）「ビハーラ僧の実際」『人間福祉学研究』三巻一号、一九‐三〇頁。

第1章　インターフェイスの本質を探る——インターフェイスの集いI

1　はじめに

鎌田　日本臨床宗教師会は、創立大会を二〇一六年二月に龍谷大学で開催しました。その際、日本臨床宗教師会の英文タイトルは「Society for Interfaith Chaplaincy in Japan」となりました。つまり、「日本臨床宗教師会」を、「Interfaith Chaplaincy」の協会で、それに関する集まりであることを意味するタイトルにしたんですね。

では、一番肝心の臨床宗教師の「インターフェイス」なるものは何なのか。「チャプレン」については、もうだいぶ日本語の中でこなれてきました。

しかし、「インターフェイス」というのはまだ私たちの間でも十分に認識、共有されていない。そこで小西達也先生に、このワーキンググループの座長を務めていただき、議論のきっかけとして、今日第一回目のインターフェイスサミットを行うことになりました。
まず、小西座長、そして私、そして金田諦應副会長。[1] この順番で問題提起をして、あとで三人で鼎談し、質疑やコメント、総括をもらう。こういう流れで進めてまいります。それではこれから、じっくりとインターフェイスの旅を共にしたいと思います。

司会者（野々目） ありがとうございました。これからの鼎談では、ご自身にとってのインターフェイスとは何か、ご自身のアクチュアルなインターフェイス体験、あるいは自らの人生とインターフェイスとの関わり、臨床宗教師およびその活動とインターフェイスの関わりなどを語っていただきますが、まずは日本臨床宗教師会のインターフェイス・ワーキンググループ座長の小西達也先生に、「インターフェイスとは何か」「宗教間の関係性にはどのような類型があるのか」といった基本的な事柄についてお話していただき、そのあと鎌田先生、金田老師にお話しいただき、そして鼎談へと進んでまいりたいと思います。それでは小西先生、よろしくお願い致します。

2　「インターフェイス（Interfaith）」とは

2-1　「インターフェイス」とは

小西　私のほうからは概念的なこと、「インターフェイス」、そして「臨床宗教師にとってのインターフェイス」ということについて、お話しさせていただきたいと思います。

まず「インターフェイスとは」からお話しします。日本臨床宗教師会の基本は、さまざまな宗教宗派の宗教者が、特定宗教の枠を超えたいわば「インターフェイス」で、被災者、被災地等の「公共空間」のために協力し合うことにあるかと思います。▼2

日本臨床宗教師会の名称の英訳が「Society for Interfaith Chaplaincy in Japan」となっております。すなわち組織の名称に「インターフェイス」が入っている。日本臨床宗教師会が「インターフェイス」を一つの大きな特徴とした組織であることがお分かりになるかと思います。「臨床宗教師」は最も単純には「日本版チャプレン」という言い方ができますが、実は「臨床宗教師」および世界中のチャプレンが提供するケアのほとんどは「インターフェイス・スピリチュアルケア」、あるいはより簡単に「インターフェイス・ケア」である。インターフェイス・ケアというのは、「ケア提供者」と「ケア対象者」の信仰が異なるような関係性におけるケアを意味します。

今後、世界そして日本において、社会の多文化・多宗教共生化のさらなる進展が予測されているわけですけれど、その場合、異なる文化・宗教の人同士の関係性が増加していくわけですから、「インターフェイス」、そして「インターフェイス・ケア」ということもますますその重要度を増していくことが予想されるわけです。にもかかわらず、実は「インターフェイス・スピリチュアルケア」の理論ということ、そもそもインターフェイスでのスピリチュアルケアがいかなる原理により可能となるのか、といった極めて基本的な事柄が、日本だけでなく実は世界的にも未だ明らかにされていない、ということがあるわけです。

次に「インターフェイスとは何か」についてですが、この辺りはみなさま方もよくご存知のことかと思いますが、ごく簡単に整理させていただきます。「インターフェイス(Interfaith)」は「Inter」と「faith」の二つの部分からなるわけですが、これはすなわち、「異なる信仰の間の」という意味、あるいは信仰の代わりに宗教と言ってもいいと思いますが、異なる宗教間、あるいは「特定の信仰の枠を超えた」という意味合いのものとして、理解することができるかと思います。

「枠を超えた」という意味では、「超宗教」とのニュアンスも有していると考えることができるかと思います。ちなみに英語で「超宗教」の直訳を考えてみますと、例えば「Super-faith」あるいは「Trans-faith」といったものが考えられるようにも思うのですが、こうした表現は英語圏では一般的に用いられていないということがあり、アメリカ人に尋ねてみても、どうも「Interfaith」という言葉が日本語の「超宗教」に近い意味合いをも含んでいるような印象を持っております。

次に「臨床宗教師が関わる二つのインターフェイス」ということですけれども、臨床宗教師は、実は二つのインターフェイスと関わる。一つ目がケア提供者(「提供者」)とケア対象者(「対象者」)の間のインターフェイス。これは「ケアにおけるインターフェイス」ということですね。ここでの「提供者」というのは、もちろん臨床宗教師を意味します。「対象者」というのは「被災者」や「患者さん」ということになります。

〈臨床宗教師の二つのインターフェイス〉

Ⅰ「提供者」-「対象者」(ケア)

Ⅱ「提供者」-「提供者」(協力・協働)

二つ目が「提供者」と「提供者」の間のインターフェイス。臨床宗教師会にはさまざまな宗教的背景の会員がいらっしゃるわけですので、その会員同士の関係性もインターフェイスということになります。臨床宗教師同士が協力し合って活動していくということは、この異なる信仰を持つ「提供者」同士のインターフェイスな関係性の中で協力し合い、協働していくことになるわけです。臨床宗教師の関わるインターフェイスには、大きくこの二つのインターフェイスがあります。

2-2 宗教間関係類型

このようにインターフェイスは、異なる信仰間、宗教間の関係性ということですから、基本的な「宗教間関係類型」ということ、その関係性は大きくどのように整理することができるか、ということについて、ここで一度見ておいたほうがよいかと思います。西洋、特に米国において最も有名な宗教間関係の類型の一つとして、ポール・ニッター(Paul Knitter)という人による

ものがありますので、それをご紹介したいと思います。▼3

〈ポール・ニッターの宗教間関係類型〉

Ⅰ「置換（Replacement）モデル」――「自宗教のみ真理（他宗教は置き換わるべき）」

Ⅱ「成就（Fulfillment）モデル」――「自宗教が最善だが他宗教にも学ぶことがある」

Ⅲ「共有（Mutuality）モデル」――「どの宗教も根本は同じ（同一の究極的リアリティの捉え方が異なるのみ）」

Ⅳ「受容（Acceptance）モデル」――「各宗教は互いに異なる、各々の道を尊重し合うべき」

全部で四つありまして、一つ目がⅠ「リプレイスメント（Replacement）モデル」、いわば「置換モデル」です。これは「自宗教のみが真理である」という見方のモデルです。かなり排他的な見方とも言えるかと思います。なぜこれが「置換」なのかと言いますと、「自宗教のみが真理である」という考え方からは自ずと「他宗教は全て自分の宗教に置き換わるべきだ」ということになってくるからです。

二つ目がⅡ「フルフィルメント（Fulfillment）モデル」、いわば「成就モデル」と呼ばれるものです。これはやはり自分の宗教が最善だけれども、他の宗教からも学ぶことがある、というものです。「置換モデル」と「成就モデル」は、やはりどうしても自宗教中心主義的なものになってまいりますので、対等な宗教間関係性を前提としたインターフェイス関係のモデルとしては、必ずしも適していない、という言い方ができるかと思います。

三つ目が、Ⅲ「ミューチュアリティ（Mutuality）モデル」、「共有モデル」です。これはどの宗教も根本的な次元を共有しているとの見方です。もちろん具体的な表現としては各々異なっているわけですけれども、根本的な次元は実は同じなのではないか、というのが、この三つ目の「共有モデル」。

そして最後の四つ目がⅣ「アクセプタンス（Acceptance）モデル」、「受容モデル」と呼ばれるもの。これは各宗教は互いに異なるので、その違いを尊重し受容し合うべきだ、というものになります。やはりこの三つ目と四つ目が、インターフェイスのモデルの候補になり得るのではないかと考えられるわけです。

先ほども申し上げましたように、一つ目の「置換モデル」と二つ目の「成就モデル」は自宗教中心主義的なので、多宗教の共存・共生を前提とするインターフェイスには適していない、と言えるのではないかと思います。現代社会では、ご存知のように個の自律性尊重ということが重視される、いわゆる「自由主義社会」であるわけですので、「自分だけが正しい」とか、違う信仰を持っている人に対して「これを信じるべきだ」ということはやはり許されない。まずは異なる者同士、互いを尊重し合うということが基本となるわけです。その点を考えますと、まずは四つ目の「受容モデル」というのが一番基本的な考え方になってくる。

そしてこの「相互尊重」という点だけを見ますと、それで良いのではないか、この四つ目で良いのではないか、ということにもなるかと思うのですが、実は四つ目の類型は「異なる者同士、互いに尊重し合おう」ということは言っているのですが、そこに「異なる相手を理解していこう」という動機づけの要素が含まれていない。むしろ「互いに異なるので相互理解は難しい」ので「互いの信仰にあまり無理に関わるのは止めておきましょう」とのニュアンスの方が強い、ということがあります。

特にスピリチュアルケア実践者の方はよくご存知かと思いますが、スピリチュアルケアでは、相手の置かれた状況や境遇、立場を理解し、そこにどれだけ正確に立てるか、ということが極めて重要になってきます。つまり「提供者」は「対象者」のことをどれだけ正確に理解できるかが最も本質的な事柄である、ということがあります。ですので異なる信仰の人について「理解できないから無理に関わることは控えておきましょう」との考え方を基本とするこの四つ目の「受容モデル」は、実はそれだけではスピリチュアルケアの基盤とはなり得ない。ただ出発点としては、まず異なる相手のやり方を尊重しましょう、自身の信仰を押しつけないようにしましょう、という意味ではこの「受容モデル」を基本とするのが良いのではないか、というふうにも思います。

2-3 「ビリーフ自由」▼[4]

このインターフェイス・ケアにおいてまず求められる「押しつけない」を実践する上で鍵となるのが、ケア提供者の「ビリーフ自由」な在り方です。次にこの「ビリーフ自由」についてお話しさせていただきたいと思います。なぜそれが必要かということについて、スピリチュアルケアとは何か、というところからお話しさせていただきたいと思います。

スピリチュアルケアとは何か。そもそもその定義自体についても実は非常に難しい議論があるわけですけれども、さしあたり「人生の困難や危機にある人の、生き方発見のサポート」という言い方はできるのではないかと思います。

そこでの「提供者」の第一の要件は、「提供者」が「対象者」に自らの「ビリーフ（Belief）」――これは「信じる」の「Believe」の名詞形で、信念とか信仰という意味ですけれども――を押しつけないこと、ということになってきます。なぜかと言いますと、臨床宗教師やチャプレンが活動する病院等の「公共空間」には、宗教施設等の、宗教者にとってのいわば「私的空間」と異なり、多様な信仰や価値観を有する人たちがいるわけです。それゆえそこでは、インターフェイス、「提供者」と「対象者」の信仰や価値観が異なることを前提として、ケアを提供していくべきである、ということになります。すなわちいわゆる「宗教的ケア」、つまり特定宗教の教義に示されている「あるべき生き方」に基づいてケア対象者を導いていくようなケアは提供すべきでない、ということになってくる。実はどの宗教も、「人はどのように生きるべきか」という「あるべき生き方」を持っており、それを実現していくことが、どの宗教も一つの大きな目的になっている。しかしケア提供者の側が特定宗教の「あるべき生き方」に基づいてケアを提供しようとした場合、もしケア対象者がそれと異なる信仰や考え方を持っていた場合、それは「提供者」の「対象者」に対する「あるべき生き方の押しつけ」になってしまう。これそれゆえそうしたいわば「宗教的ケア」は公共空間では提供できない、ということです。これはもちろん臨床宗教師の方にとっては常識となっていることかと思います。要は「ビリーフ押しつけはNG」ということです。

しかしその「ビリーフ押しつけ」ということの中には、信仰や価値観の文字通りの押しつけ、たとえば「これを信じなさい」とか「こういう考え方をしなさい」というような露骨な押しつけだけではなくて、「提供者」が「対象者」の発言内容を、自らのビリーフに都合よく歪めて解釈してしまうことも、広い意味ではその中に含まれてきます。また「提供者」が特定ビリーフにとらわれていると、自らのビリーフに都合よく「対象者」を誘導してしまうということもあります。ですのでこれもある意味、「ビリーフの押しつけ」であると言えるかと思います。

すなわちスピリチュアルケアでは、特定ビリーフに基づいた「提供者」の在り方自体がNGである、ということになります。そうした事態を防ぐためには、「提供者」の、自身のビリーフからの自由、いわば「ビリーフ自由」が必要となってくる。そのための一つの方法が、臨床宗教師の皆さんが、教育プログラムや認定後のフォローアップ研修などで経験されているグループワークを通じた、「生育歴の振り返り」等による「ビリーフ意識化」の作業ということになってきます。「ビリーフ自由」というのが、すなわちインターフェイス・ケアの実践のキーワードの一つになってくるわけです。

2-4 「生の立場」[5]

次にもう一つ、特にインターフェイスのスピリチュアルケアにおいて重要となる、「生の立場」の理解ということについてお話しさせていただきたいと思います。「生の立場」というのは、その個人が置かれている人生の境遇、状況、立場のことです。この中には、さらにその人が持って生まれた身体的能力や性格も含まれてきます。というのは、それらも自分で選択したものではなく、自分の意思とは関係なく人生から与えられた、いわば自分が自らの「生き方」を選択していく上での前提条件となるものだからです。スピリチュアルケアにおいて「提供者」は、まず「対象者」の「生の立場」を正確に理解し、そこに「提供者」自身も立ち、つまり「対象者」に寄り添うことが求められる。これがケアの基本となります。

この「生の立場」というのは、仮に次のように考えてみると理解しやすいのではないかと思います。すなわち私たちは、元々全く色のついていない「まっさらな魂」のようなものであり、それが特定の時代の、特定の環境の、特定の能力を持った個人としての境遇や環境を人生から与えられ、その与えられた「生の立場」において一瞬一瞬、「いかに生きるか」が問われている存在である、と考えることができるのではないかと思います。そのように考えた時の、その与えられた境遇や環境が「生の立場」ということになってきます。

もう一つの例ですが、ケアの現場で経験を重ねていきますと、「対象者」の方の中には、「提供者」から見て「信じられない」と思えるような考え方をされる方もいらっしゃるのではないかと思います。あるいはインターフェイスとの関連で言えば、「提供者」にとって理解不能な教えを信仰しているような「対象者」と出会うこともあるでしょう。

そうした場合であっても、「提供者」は「対象者」の話を丁寧に聴いていく中で、「対象者」

の過去の経験や現在置かれている境遇を詳しく知っていくと、「ああ、そうだったんだ、そういう事情があったんだ、だからそういう考え方をするようになったんだ。だったら理解できるな」と思えることもあるわけです。それはまさに「提供者」が、「対象者」の「生の立場」によりよく立てた瞬間であると言えるかと思います。

そして、実はスピリチュアルケアの質は、「提供者」が「対象者」の「生の立場」にどれだけ正確に立てたかによって決まるといっても過言でない、そのぐらい重要なことであるわけです。しかし「対象者」の「生の立場」に正確に立つということは、もちろんそれほど簡単なことではない、ということがあるわけです。

この「対象者」の「生の立場」を理解する上でも、先ほど申し上げた「ビリーフ自由」が重要になってくる。なぜならば、「提供者」が自らの「生の立場」で形成されたビリーフにとらわれていると、それと異なる「生の立場」にいる「対象者」を理解することができないからです。

ここで一旦、スピリチュアルケアの基本プロセスというものを整理しておきますと、まず「提供者」は、「ビリーフ自由」な在り方で「対象者」の「生の立場」を正確に理解し、「対象者」と共にそこに立ち、そして「対象者」と共に、その「生の立場」の現実と向き合いつつ、共にその「生の立場」での「生き方」を模索していく。同時に「対象者」の自己表現をサポートしていく。

このケア対象者の「自己表現のサポート」というのは、最も一般的には、傾聴し、その中で相づちを打ったり、様々反応していくことで、相手の言語的な自己表現をサポートしていくことです。それにより、「対象者」のその「生の立場」での「生き方」発見プロセスをサポートしていくことができるわけです。

ではそれはインターフェイスな関係性ではどうなるのか。実は先ほど申し上げた「ビリーフ自由」を一定レベル実現したケア提供者にとっては、信仰の違いというのも、それが成立した文脈の違いに起因するものに過ぎない、と感じられる面があります。すなわち異なる信仰を持つ人の信仰も、その人の「生の立場」、その人の信仰の形成プロセスやその背景についての話を伺っていく中で、例えば、ある信仰を持つ両親のもとに生まれて、というところから始まったりするわけですが、そうした信仰形成の背景やプロセスを丁寧に見ていけば、その「対象者」がなぜそのような信仰を持つようになったのか、ということも十分理解できる。このようにして「インターフェイス・ケア」を実現することができるわけです。

2-5 異なる信仰の理解

では、そうした異なる信仰の理解ということが、原理的にも本当に可能なのか、ということについても少し考えてみる必要があるかと思います。私たちが他者を理解する場合、そこには理解する人とされる人の間に何らかの共通基盤のようなものが必要となります。哲学的には「共約可能性」と言われる問題です。果たして異なる信仰の間の共通基盤というのは存在するのか。そのようなものが存在するとする考え方の一つが、ご存知の方も多いと思いますが、日本を代表する仏教哲学者、中村元先生による「宗教」という言葉についての次の説明です。

「宗教」という言葉は、「宗」と「教」という二つの漢字から構成されるわけですが、中村先生はその二つの漢字の意味について説明を加えています。それはどのようなものかと言いますと、まず「宗」のほうですけれど、これは「元のもの」、「言語表現を超えた根本のもの」という意味を持つものである、とおっしゃるわけです。それに対して「教」の方は、「「宗」を各々の文脈に応じて言語表現化したもの」と説明されるわけです。この考え方に基づくならば、「宗」は対立を超えた次元のもの、対立を包含するもの、「ビリーフ自由」の次元のもの、ということになります。もしそうであるならば、私たちはこの「宗」の次元に目覚めることで、そこから多様な信仰の理解が可能になってくるわけです。

この考え方は、先ほどのポール・ニッターの宗教間関係類型で言いますと、Ⅲの「共有モデル」に近いものと言えるかと思います。どの宗教も根本は同じという、この考え方に近いものかなというふうに思います。

次に少しだけ、「提供者」と「提供者」、つまり「提供者」同士の関係性における「ビリーフ自由」と「生の立場」ということについて、お話しさせていただきます。実は「提供者」のビリーフというのは、ケア時の「提供者」-「対象者」間の関係性においてのみならず、「提供者」同士の関係性においても問題の原因となるものである、より具体的には葛藤の原因となるものである、ということがあります。

米国のチャプレン教育のグループワークの中ではＩＰＲ（Inter-Personal Relationship、個人間関係

（のワーク））というものがあり、その中では、グループ内の個人間の関係性に何らかの問題が生じたとき、つまりコンフリクト、葛藤が生じたときに、それをきっかけとしてその原因となっているお互いのビリーフに気づいていく、という作業が行われたりしています。ただしこのワーク自体はなかなか難しく、結果として個人間の関係性を悪化させてしまう場合もあるので、日本の臨床宗教師教育ではほとんど行われていません。また、よく夫婦の不仲の原因の第一位として「価値観の違い」ということが挙げられたりしますが、価値観というのもビリーフの一種ですから、それも双方のビリーフの葛藤が不仲の原因であることを意味していることになります。

話が少しそれましたが、申し上げたいことは、ケアでの「提供者」-「対象者」間関係のみならず、「提供者」同士の関係性においても、ビリーフに基づいた在り方というのが様々な問題の原因となり得る、ということです。

それから、「提供者」同士の信頼関係構築の基本も、相互の「生の立場」理解にあると言えるかと思います。すなわち、相手がどのような背景で育ち、現在人生のどのような境遇にあり、どのような事情を抱えているか、といったことを理解することが相互理解の基本であり、そこから相互の信頼関係も構築されてくるのではないか、と考えられるわけです。

まとめるならば、「提供者」同士の関係性においても、「ビリーフ自由」と他者の「生の立場」理解が重要になってくる、と言えるかと思います。

2-6 「ビリーフ自由」と危機

次に今度は「「ビリーフ自由」、危機、「スピリチュアリティの働き」」というところにまいりたいと思います。この「ビリーフ自由」については、既に少し言及致しましたが、これはそれほど簡単なことではなく、しかも非常に奥深いものでありまして、またそれには様々な側面があります。

まず一つ目としては、「既存ビリーフに安住しない在り方」があるかと思いますが、これは「既存ビリーフの限界を超えようとするときの在り方」と言い換えることもできるかと思います。島薗先生が、「限界意識のスピリチュアリティ」という概念を提唱されていらっしゃいますけど、これはそのこととも関わってくるのではないかというふうに思います。[6] つまり、この「ビリーフ自由」というのは、「危機の在り方」であるとも言えるわけです。これは鎌田東二先生の、「絶体絶命」という概念とも関わってくるのではないかと思います。

では「危機の在り方」というのはどのようなものか。それは例えば「迫りくる危機に対して、物陰に身を潜めているとき、あらゆる状況に対応できるよう全感覚、脳の全てをフルに働かせている、全身全霊で現実と向き合っている状態」。私たちは自分の命がかかっている場合には、生き残るためにその全能力を集中させますから、当然全ての身体能力をフルに働かせる状態になるわけです。

それはまた、過去や未来に影響されることなく、現在にある状態、今この瞬間に集中している状態。英語ではよく「Being Present」、つまり「現在に在ること」、「今に在ること」という言い方をしますけど、自ずとそういう状態になる。

それからそこでは価値判断を加えない、「ノンジャジメンタル（Non-judgmental）」ということが重要になります。危機の状態では、人間というのは価値判断を加えずに、じっとその状況を偏りなく全体的に見ている状態になるわけです。

こうした在り方は、実は武道における心の持ち方、認識の生成の仕方にも通じる面があるのではないかと思います。武道というのは、相手との関係性においてある意味常に危機にある状態とも言えます。というのは、一瞬でも隙をつくってしまいますと、相手にやられてしまうからです。

実は私は、スピリチュアルケアにおける「対象者」との向き合い方には、武道と非常に近い面があると感じております。これをお聞きになられた方は、「スピリチュアルケアが相手をケアするものであるのに対して、武道は戦いであるので、両者はむしろ対極的なものなのではないか」とお感じになられるかもしれません。しかしスピリチュアルケアの場というのは、双方が全身全霊をかけた真剣勝負の場でもあるのです。スピリチュアルケアの「対象者」の方には、文字通り命がかかっている状況の方が非常に多いわけです。そこで全身全霊で生きようとしている。そうした方々をケアするためには、こちら側も本当に全力を挙げて向き合うということをしないと、そもそも関係性が成立しない、ということがあるわけです。これは大変な状況にある方のケアをそれなりの数経験された方であれば、ご理解いただけるのではないかと思います。

2-7 「ビリーフ自由」とスピリチュアリティのはたらき

また武道の世界の有名人にブルース・リーがいますけど、彼は単に映画上だけでなく、実際に非常に強い人だったのですが、彼の有名な言葉に「Don't think, feel」、「考えるな、感じよ」という言葉があります。武道では、頭で考えて対応していたら考えている間に相手にやられてしまう。それゆえ全身で相手を感じるところから最適な動きが自ずと生み出されるようなレベルに達する必要がある。それから、剣術の柳生新陰流というのがありますけれど、そこでは、一か所にとらわれることなく一度に全体を見ているような見方、これを「観《かん》の目」と言いますが、これが極めて重要であると言われる。そして、そこからは「その瞬間にどう動くべきかが、自ずと顕わになる」。そういうことを言うわけです。

実はこれと近いことが、それなりに熟練したスピリチュアルケア提供者では起きている。「ビリーフ自由」な在り方をして「対象者」と向き合っていると、そこからなんとなくこうしたい、こうしたほうが良さそう、というインスピレーションが現れてくることがある。このことと非常に似ている。

少し話が飛躍しますが、多くの宗教では自我から自由になると、あるはたらきが現れるということが言われます。ビリーフというのは、実は自我とも言い換えることができるので、「自我から自由な在り方」は「ビリーフ自由」な在り方に近いものを指していると考えることができます。つまり「ビリーフ自由」な在り方をしたときに、ある働きが現れるとされる。たとえばキリスト教ですと「キリストの働き」、「聖霊の働き」。それから仏教ですと「弥陀の働き」、禅では「「真の自己」の働き」などと言われます。既に亡くなられたカトリック神学者の門脇佳吉先生はそれらを単に「働き」[7]と呼び、またプロテスタント神学者の八木誠一先生はひらがなで「はたらき」[8]と書かれます。

そして今日ご参加くださっている、窪寺俊之先生の「スピリチュアリティ」概念も、実はこれに近いのではないか、というふうに私は勝手に解釈いたしておりますが、窪寺先生は、「危機状況で生きる意味や目的を見つけ出そうとする機能」として「スピリチュアリティ」を定義されているわけですけれども、それにも通じる面があるのではないかというふうに考えております。[9]

ここまで語ってきた中での「ビリーフ自由」は、ずっと「提供者」の「ビリーフ自由」を意味してきたわけですが、実は「対象者」にとっても、この「ビリーフ自由」が重要なものである、ということがあります。

私たちは信仰の有無に関わらず、実は無意識のうちに「あるべき生き方」についてのビリーフを有し、それに基づいて日常を生きている。たとえば「人はこうあるべきである」とか、そういったものを設定し、そうしたビリーフに基づいて日々の生活を営んでいる、ということがあります。

しかし人生の中で、現実の大きな変化や極度の困難と直面すると、既存ビリーフでは対処できない状況、つまりどのように生きていったらよいかわからない状態に陥ってしまうことがあります。こうした状況は英語で「スピリチュアル・クライシス（Spiritual Crisis）」と言いますが、日本語では「人生の危機」、「人生の試練」と言うことができるかと思います。

そうした状況下では当然、その直面している新たな現実においても通用する生き方を見つけないといけない。そうした場合に実は既存ビリーフからの自由ということが求められる。なぜならば既存ビリーフに基づいた在り方では対処していくことができない現実と直面しているわけですから、そこではどうしても既存ビリーフをまず手放す必要がある。既存ビリーフに基づいている限りはその現実において可能な「生き方」を見出すことができない。また窪寺先生の「スピリチュアリティ」概念や「はたらき」概念に基づくならば、危機においては「スピリチュアリティ」の発揮が必要となってくる。

そして私は、実は「提供者」が「ビリーフ自由」や「スピリチュアリティ」を発揮した在り方で「対象者」と向き合うことで、「対象者」も「ビリーフ自由」や「スピリチュアリティ」の発揮を実現しやすくなる面があるのではないか、そのように考えております。もしそうであるならばスピリチュアルケアには、「提供者」が「ビリーフ自由」な在り方、さらにはスピリチュアリティを発揮した在り方で対象者と向き合うことで、対象者の「ビリーフ自由」、そしてスピリチュアリティを発揮した在り方をサポートしていくことができるのではないか、そのような面もあるのではないかと考えております。

では「危機」や「スピリチュアリティの働き」は、「提供者」間の関係性においてはどうなのか。インターフェイス・ケアの「提供者」相互の関係性を構築していく上では、もちろん、一般的には互いにしっかりとコミュニケーションを重ね、対話を重ね、相互を理解していくことが重要になってくる。もちろんそれがまず必要なこととなってきます。しかし互いの深い信頼関係の構築ということで言うならば、実は危機における喫緊の問題解決のための具体的な協力・協働が非常に有効である、ということがある。なぜかと言いますと、危機においては各自が自らのビリーフに安住していることが許されず、共にスピリチュアリティの働きを発揮し、課題と向き合っていくことが求められるからです。それにより、平時の対立の原因であるビリーフの葛藤をも乗り越えていくことができる。そして実は臨床宗教師会の被災地支援というのは、まさにそうした状況にあるものである、と言えるのではないかと思います。

2-8 「ビリーフ自由」実践のために

最後に、「ビリーフ自由」の実践に関して、では具体的にどうしたらそれを実践・実現していくことができるのか、ということについて少しだけ言及して私からのお話を終わりたいと思います。

まず一つ目は、既に言及したもので、臨床宗教師の皆さんは既に経験されている、生育歴の振り返り等を通じた提供者自身の「ビリーフの意識化」です。[10] これがまず「ビリーフ自由」の方法論として考えられる第一のものです。

二つ目は、これも先ほども少し言及しました「NJ: Non-judgmental」、これは「価値判断しない」、「決めつけない」、特定のビリーフに基づいて価値判断しない、ということであります。これは少しわかりにくいと思いますので、身近な例で少しだけ説明申し上げますと、例えば紙くずが地面に落ちていた場合、この「紙くず」や「落ちている」という表現には、既にある種の価値判断が加わっていると言える面があります。では、より価値判断を加えない形での表現はどうなるかと言いますと、「不規則に丸まった状態の紙が、床に置かれている」となります。しかし私たちは「不規則に丸まった状態の紙」を見ると「紙くず」と決めつけ、さらにそれが「床に置かれている」と「床に落ちている」としてしまう。そうした決めつけやラベリングをせずに、価値判断を加えずにあるがままに見る、というのが「Non-judgmental」ということになります。これはスピリチュアルケア実践の中でも実践すべきことですが、日常生活でも可能なことだと思います。

この実践も、最初は「価値判断すべきでない」「ラベリングしないように」などと自分に言い聞かせながら、というところから始まるわけですが、厳密に言うならば、それでは真の意味での「Non-judgmental」にはなっていない、ということがあります。というのは、それはいうならば「価値判断すべきでない」とのビリーフにとらわれた在り方とも言えるからです。ですから、そうした言い聞かせをせずとも「Non-judgmental」を実践できるようでないと、本当の意味での「Non-judgmental」にはならないということがあります。実はそういう難しさがあります。

それから「素の自分」「裸の自分」でケア対象者と向き合っていく。「無」、「空の手」で「対象者」と向き合っていく、あるいはその現実と向き合っていく、というのも一つの重要なポイントなのではないかと思います。

また、先ほどの「Being Present」ということになってくるのですが、「「今・ここ」だけで勝負する」。これはもともと禅などで言われてきたことですが、最近では心理／精神療法でも重視されている。すなわち、過去の知識や経験に頼らず、現実や他者と全的に向き合い、その場で湧き上がる知恵・直観、インスピレーションで勝負していく、ということです。またそれは、同じ仏教の華厳などでいう「全宇宙が今・ここの一点に込められている」との意味合いを有したものとして考えることもできるかと思います。

それから、「理論や教えに頼らない」。「専門用語を用いずに、開祖や祖師の言葉を用いずに、平易な自らの言葉で語る」。自分の言葉で語れないということは、その内容がわかっていないにも関わらず、わかったフリをしている、より率直に申し上げるならば、「自分はわかっている」と、他者のみならず自分自身をもごまかしていることを意味します。

これらのほとんどは、私たちの日常生活、そしてスピリチュアルケア教育のグループワークを通じて深めていくことができるものではないかと思います。

以上、いろいろ申し上げてきましたが、「ビリーフ自由」の次元というのは、非常に奥深いものですので、私たちは今後ともさらに追究していく必要があると思うのですが、私はそこを突き詰めていくと、仏教などの東洋の宗教で言うところの「不二」とか「非二元」と呼ばれる次元、あるいはあらゆる意味で対象化できない次元、といった事柄になっていくのではないか。[11]

例えば禅の「父母未生《ふぼみしょう》以前《いぜん》の本来の面目《めんもく》」という言葉がありますが、それも「ビリーフ自由」の徹底した次元を表現したものではないかと考えております。

3　私のインターフェイス

3-1　インターフェイス五態――「超宗教」「通宗教」「共宗教」「原宗教」「交宗教」

鎌田　インターフェイスを、私は五つの言葉に言い換えてみたいと思います。

①「超宗教（Meta Religions）」
②「通宗教（Cross Religions）」
③「共宗教（Co Religions）」
④「原宗教（Proto Religions）」
⑤「交宗教（Inter Religions）」

この五つです。メタレベルで宗教やビリーフを超える、俯瞰する（「超宗教」）。同時にクロスする（「通宗教」）。また、共にある「with」とか「co-operate」とか「collaborate」（「共宗教」）。そして、その元になるもの、「原宗教」もあるだろう。そういう中で「Inter Religion」、つまり、

「交通・交差・交流・協働」するレリジョンやビリーフがある。

従来、こういう問題領域を本格的に問うてきたのは宗教哲学だったと思うんですね。その宗教哲学の中に比較という部分があって、比較思想、比較哲学、比較宗教学、比較神話学、比較文明学などなどを含みながら、それを「通」「共」「原」「交」「超」という形でまとめていく、見通していくという中で、インターフェイスの枠組みや理論や理解が深まっていくのではないかと考えています。

しかし、それは俯瞰の道、「鳥の眼」になることであって、我々は鳥の目だけでは生きていけない。この現実の一番フィジカルなレベルで、「虫の眼」を持たなきゃいけない。その虫の眼が民俗学だと私は考えていて、したがって私の学問的な探究の中で、宗教哲学と民俗学の両方が常に大事だということになります。

昨年の一月に、『地球交響曲《ガイア・シンフォニー》』の監督の龍村仁さん――仁さんは二〇二三年年一月二日に亡くなりました――。

亡くなってすぐに仁さんのお姉さんのニューヨーク在住の龍村和子さんからメールが届きました。和子さんは、天河大辨財天社の柿坂神酒之祐宮司（当時、現在は名誉宮司）と一緒に、二〇〇三年七月にバチカンを訪問し、ヨハネ・パウロ二世と謁見しました。そのときに私の『なんまいだー節』と題したセカンドアルバムのCDができたので、教皇にプレゼントしたんですが、そこに『南無阿弥陀仏マリア』という曲が入っておりました。多分、聞かないで捨てられてしまったのではないかな、そうだとしたら、とても残念です。

その龍村和子さんからのメールの中で、「Hiroshima & Nagasaki Interfaith Peace Gathering」を、コロナ禍だったのでオンラインでやろうと呼びかけてきてくれました。神道は世界の他の宗教のような宗教ではなく、八百万の神々を祀るので、非常な大きな広がりがあるという立場で、その考え方を元にし、神道の立場を大事にしながら、仏教も含めて、インターフェイスなピース・ギャザリングをやりましょう、という提案をしてくれたわけですね。

そこで、龍村和子さんとやり取りをしました。メール添付の案内書類を送ってくれてありがとうと。そして、「Interfaith Peace Gathering」とある、「Interfaith は日本語に訳すと何と言うのですか?」と聞きました。

そうすると、「Interfaith は「超宗教」とか、「どんな種の宗教も入って」とかです」と答えが返ってきました。彼女はニューヨークに五〇年近く住んでいて、英語も堪能。その彼女の中では、インターフェイスは「超宗教」とか、「いろんな種の宗教も入って」という意味となる。

ですので、こういうふうに、異なる国々や地域に住む、異なる人種性、民族性、歴史性を持ち、異なる宗教や信仰を持って生きている人々同士が集って、平和を実現していこうとする集い、ギャザリングをしたということですね。

これは、「インターフェイス・チャプレンシー」である我々の会とも本質的に深くつながってくることだと思います。そうすると、インターフェイスという言葉が英語の文脈の中ではいろんな意味で使われていることがわかります。異なる宗教間での信徒同士の結婚であるとか、対話であるとか、相互の理解であるとか、関係改善をするだとか、宗教協力をするとか。

ということで、インターフェイスの有り様が、さまざまな文脈の中で問われてきたので、私はそれを「Interfaith 五態」と考えて、「超宗教」「通宗教」「共宗教」「原宗教」「交宗教」、と考えたわけであります。

3-2 「インターフェイス」とのこれまでの関わり

鎌田 なぜ私自身がこういう考えに至ったかというと、一〇歳のときに『古事記』を読み、続けてすぐにギリシャ神話を読んだときに、そこの共通点を感じ、「何でこんなに似ている物語があるのかな」と、共通点と原型みたいなものがあると直感しました。もちろん、一〇歳の子どもですので、理論はありませんでしたけれども、根っこが一つなんじゃないかとは思いましたね。あるいはこういう共通のものがどうして見られるのかというのは、（一方から他方へ）伝わっていったとか、いろんな考え方があるということをその後知り、比較というもの、比較するけれども優劣をつけない、という有り様の重要性を学びました。

その後、この辺のところを非常に重要だと考え、一九七四年、私が学部生の最終年度の四年生の時に比較思想学会ができ、比較思想学会の創立に立ち会い、入会しました。

なぜ最初私が比較思想の学会に入ったかというと、そこで『古事記』とかギリシャ神話とか、日本の思想と、西田哲学とか、中国の哲学とか、思想間の比較をすることが必然的に必要になってくるんじゃないかという思いを持ったからです。

その後、一〇年ほどして、天河大辨財天社によく参拝に行くようになります。ここでは、弁財天を祀っているんですけど、弁財天は「サラスヴァティー」といって、『リグ・ヴェーダ』の中に出てくる三〇〇〇年以上、あるいは四〇〇〇年以上前の神ですね。インドのサラスヴァティ河の水の女神。そのインドの水の女神信仰が日本に入ってきて、弁財天として厳島神社のイチキシマヒメなどと習合していく。

そういう神仏習合文化の中で、いろんな人たち、霊能者も来れば、芸術家も来れば、芸能の神であり、豊作の神々で、七福神の中で唯一の女性神ですから、その弁財天信仰に天河が最も古い伝統のある弁財天信仰を持っていたので、いろんな人が集まってきたわけです。

しかし、建て替え時に大きな借財を負ってしまったので、それを支えるために「天河曼陀羅実行委員会」という一時的な任意団体を組織して、私が実行委員長になって、いろんな催しをやって、金集めはもちろんですが、天河神社の精神性・霊性を世に問いかけた、一九九二年から九七年にかけてのことです。その中で津村喬さんという関西気功協会の代表者と『天河曼陀羅――超宗教への水路』というタイトルをつけて、春秋社から一九九四年に出版したんです。「曼陀羅」というキーワードと、「超宗教」というキーワードで、また、「天」と「河」というその地名、こういうものが私の中で非常に象徴的な意味を持ってインターフェイスする空間というのか、まさに天河は神社本庁所属のな固有の神社ではありますけれど、天河大辨財天社というところ自体が、インターフェイスのるつぼのように思ったんですね。

そのさ中に、一九九五年に阪神淡路大震災とオウム事件が起こり、宗教というものの成り立ちを根本的に考えなきゃいけないというので、一九九六年に、「宗教を考える学校」をつくりました。そして、私鎌田東二、柿坂神酒之祐天河大辨財天社宮司、島薗進、斎藤文一、荒木美智雄、玉城康四郎、深澤英隆、戸田日晨、津村喬、梅原伸太郎、中村桂子、横尾龍彦、加藤清という方々をお招きして「宗教を考える学校」を月一回開催して白熱教室を開催したわけです。

その後、一九九七年から伊勢の猿田彦神社での「おひらき祭り」とか、「虹の祭り」とか「月山炎の祭り」とか、さまざまな祭りをいろんな人たちと開催するようになり、米国のイラク侵攻があったときに、「地球平和公共ネットワーク」をつくって、その時に「arts of peace(平和の術)」を提唱実演し、平和をつくっていく、創造していく。そして「アート」をここでは「術」というふうに言い、日本語のほうで「わざをぎ」と訳しました。

一方、そうした中で、「わざをぎ」的なものを、「身心変容技法研究会」などの科研で、あるいは世阿弥研究会、あるいは「モノ学・感覚価値研究会」とか、そういう学術研究も並行して精力的に進めました。その延長線で、観世流の能楽師と一緒に、東日本大震災で流され破壊された雄勝町の葉山神社の竣工祭などで、「鎮魂能舞 葉山石峰」を創作して、二〇一六年九月に奉納演奏、鎮魂演舞をしました。また北上の釣石神社では「鎮魂の舞 北上」を二〇一七年に鎮魂奉納演舞しました。それらはみな「アート・オブ・ピース」の「わざをぎ」の具体的実践でした。

それらは、地球平和公共ネットワークの形成とともに平和の「わざをぎ」というものをどのように創造できるのかの探究でありました。天河曼陀羅の営み、超宗教への水路も、やっぱり平和というものを、ピースを実現していくためには、理解をし合わなければならないということ、そして、その中から自分たちが力を持てる言葉であるとか、エネルギーであるとかを持たなければいけないので、知恵の言葉、命の言葉、力の言葉、そういう言葉をどうやって獲得するのかと練り上げていく。

3-3 「インターフェイス」と社会問題への取組み

鎌田 今さまざまな危機があります。環境、食料、エネルギー、経済、政治、文化、教育、家庭、健康、宗教、至るところが絶体絶命の状況ですよね。その絶体絶命の状況の中で、どのような「ひらけ」が生まれてくるかといったら、やはり、宗教や芸術というのは、その「ひらけ」に向かう大きな力になり得ると思うし、しかし同時にまたそれが、特に宗教が、その反対に閉じてしまう方向に行く力をも持っている。対立や分断や排除や差別や暴力に向かう力と構造も持っている。

そこで私は、宗教よりもより危険度、リスクの低いと思われるアートに注目し、そこから「ひらけ」を具体的に模索しました。

先ほど、小西さんは武道がスピリチュアルケアとか、インターフェイスに近いと言われましたが、私はやっぱりアート。そして、芸術、芸能、芸道、まさにそれらは、広い意味でのアートだと思うんですね。そのアートに着目ができてきたのが、心のケアが話題になった阪神淡路大震災以降であると思います。そして、東日本大震災で、それがさらに展開されていった。神戸アートエイドの島田誠さんとか、その友人である大重潤一郎さんとか、いろいろな方々でアートを通じて、震災から立ち直っていく力というものを、自ら当事者として、あるいはそれを協力者として実現していきました。ここに、インターフェイス的なものの具体的な実践の形があるんじゃないのかということで、私たちは、喜納昌吉さんとともに、「神戸からの祈り」というのを一九九八年の八月八日、その前後二か月ぐらいかけて、いろんなイベントをやりました。その年は平成一〇年だったので、平成一〇年一〇月一〇日に鎌倉の大仏で、浄土宗高徳院住職も天河大辨財天社宮司も、仏教の天台宗や日蓮宗のお坊さんたちも、いろんな宗派の人たちが、あの大仏様の前で共に祈ったわけですね。そして、芸能的な音楽、歌舞、踊り、諸種のパフォーマンスも一緒になって作り上げました。

「神戸からの祈り」と「東京おひらき祭り」という二つを、神戸メリケンパークと鎌倉の大仏をお借りして実施しました。

そして、それを一緒に立ち上げた映画監督の大重潤一郎さんと一緒に、後に『久高オデッセイ』という三部作を作っていくことになります。その大重さんは阪神淡路大震災の被災者で、サンテレビの特別番組で「神戸からの祈り」のドキュメントを撮って放送してもらい、その後大重さんの映画に取り組んだ。

そしてその先に、東日本大震災とともに臨床宗教師の活動が始まっていった。

ですから、私は二〇一六年二月末の日本臨床宗教師会立ち上げ時に、「インターフェイス」に直面したときに、私にとっての今までの活動の集約点がここにあるな、と思ったんですね。

ですので、私が今も臨床宗教師会にぶら下がっているのは、「インターフェイスとは何か？」

という自分自身の子どもの頃からの問いかけがここで本格的に認識され、かつ実践に向けて展開することができるという希望を持ったからであります。

その初代の会長を島薗進先生がやってくれて、わたしが二代目を引き継いで今に至っています。私自身の立場は、神道に立脚しているので、その神道の中からこのインターフェイスにつながっていく有り様というものをどうやって具体的に、かつ、今までの神道的な伝統、あるいは神仏習合的な伝統をどのように活かして展開していくことができるか。そして、芸道とか芸術とかを全部ひっくるめた形で、表現というものが持ってる力、これをインターフェイスの場にどう入れ込んでいくことができるか。こういう実験をやってきた、ということであります。

3-4 「インターフェイス」とアート

鎌田 最後に述べておきたいのは、今現在、神奈川県立近代美術館で「瞑想の彼方」という横尾龍彦の展覧会を行っています。この横尾龍彦さんがわたしたちが作った「東京自由大学」の初代学長なんですが、「宗教を考える学校」の最終回の講師を務めてくれた方なんですね。

その後、横尾さんと一緒に私たちは「東京自由大学」をつくり、今、島薗進さんがこの学長を、三代目の学長を務めてくれています。その横尾さんの作品展が、「瞑想の彼方」展のあと、すぐ「顕神の夢」展で横尾作品三点が展示されます。「枯木竜吟」「龍との闘い」「無題」。私が所蔵しているものです。なぜか私がこの「顕神の夢」展の監修を依頼され、川崎市の岡本太郎美術館で四月の二九日に始まって、足利市立美術館、久留米市美術館、町立久万美術館、壁南市藤井達吉現代美術館で、五〇数名の方々の展示が行われます。

　その中には、出口なおも、出口王仁三郎も入っていて、横尾龍彦さんも宮沢賢治も入っている、という展覧会。その中の横尾さんは、幻視のパートで出てくる。横尾龍彦、「内的光を求めて」。

　この内的光を求めるというところに、インターフェイスの一つの形はあると思うんですね。共通のものとか根源のもの。ある種、神秘主義であるとか、修行の段階のある側面で幻視とか、という言葉は必ず出てくる。あるいは内観というものが必ず出てくる。

　その内なる小宇宙というようなものをどう見通して、外なる大宇宙と内なる小宇宙というものがどうクロスし、融合していくかということが、常に大きな課題になり、これは神秘体験の重要な側面であった。

　私自身はそういうことを今まで探究してきて、この四月二九日の会に合わせて、横尾龍彦さんの「枯木竜吟」を表紙にあつらった『悲嘆とケアの神話論』という本[▼12]を出版し、今までやった自分のインターフェイス的な探究というものを表現の中で、どのように落とし込めるかという実験をいたしました。以上です。

4　私のインターフェイス体験

4-1　東日本大震災と「インターフェイス」

金田　私の方から、東日本大震災でのインターフェイス体験についてお話させて頂きます。先ほど小西先生から「喫緊の課題解決のための具体的プロジェクトの中で、協力・協働していくことのほうが有効な場合も多い。むしろその方が、深い信頼関係構築が実現していく場合がある」とのご発言がありましたが、まさに「仙台心の相談室」の被災地での働きは、被災地だけではなくその後の臨床宗教師養成、臨床宗教師会設立に連なる大きな働きだったと感じます。

もともと宮城県には宗教法人に関する問題を共に考えるという、「宮城県宗教法人連絡協議会」という団体があり、五〇年近く活動をしております。加盟法人が一七五〇団体ということで、ほぼ宮城県内の宗教法人が加盟しております。震災の折、公共性との折り合いをつけながら火葬場での供養・祈り、悩み事相談・身元不明者供養を行うことができたのは、そういう活動実績と信頼があったからこそだと思います。

火葬場でのボランティアはほぼ一か月半後には終了しましたが、その後、有志で「仙台心の相談室」を立ち上げて、超宗教・宗派、多業種協働で被災地支援に向き合っていきました。事務局は宗教的中立性を担保するため、東北大学文学部宗教学科に置きました。

二〇一一年五月七日、その有志で立ち上げた新生「仙台心の相談室」立ち上げ記念シンポジューム「祈りの心 東日本大震災に宗教はどう向き合うか」が、様々なお立場の宗教者に集まっていただき、開催されました。ここに高木慶子シスター、鍋島直樹教授、島薗進先生、小西達也先生等、後々に日本臨床宗教師会を立ち上げる時のメンバーがほぼ集っていたことになります。心の相談室での働きは、まさに「インターフェイス」そのものだったと思います。

多（異）宗教・多（異）業種・他者（被災者）との向き合いは、宗教者、人間としての成熟を深める出来事だったと感じます。宗教者は、異なる宗教・教義を通して、それと対峙させることによって成熟していくこと、文化は異なる文化と邂逅することによって、深みと広がりを得ていくと思います。そして何よりも、人は他者と向き合うことを通して、自己や世界をよく知ることができる。こういう学びの一二年間が私にとっての「インターフェイス」そのものだったと云えます。

4-2　震災でのインターフェイス体験

金田　実際のインターフェイス体験です。「仙台心の相談室」では、ラジオ「カフェデモンク」というラジオ番組を作っておりました。被災地に生きるヒントを伝えるという内容で二年半にわたって、九九名の方々に出演していただきました。その割合は宗教者三分の一、その他は被災地で活動している人や文化人です。その中で、特に私自身の心に届いた方々を三名程挙げます。

最初に挙げるのは、医師であり、またケセン語の聖書で有名な山浦玄嗣先生。ケセン語という、岩手県沿岸大船渡を中心にしたごく限定された地方の言語で「ギリシャ語」「ヘブライ語」

から福音書を翻訳し直したという方です。録音機材を持って、パーソナリティの板橋恵子さんと、大船渡の山浦医院までお伺いいたしました。

実は五月七日のシンポジゥームの時、副題に「祈りの心」がサブタイトルになっていたことにすごく違和感を覚えました。なぜならば、祈ってる暇があったら、もう現地に行って、いろんなことをやろうよ、というのが私の基本的な立ち位置であったからです。「祈りの心って何だ」ということが、最初に私に引っかかった言葉です。

先生は代々クリスチャンの家系で育ったのですが、いつの頃からか、日本語に翻訳された聖書に違和感を持つようになった。そこでギリシャ語やヘブライ語を参照しながら翻訳し直しました。しかもそれを先生の地元の言葉「ケセン語」で翻訳解釈していった。大変な作業だったと思います。

単に日本語では「祈り」と訳されているのですが、実は祈りの使い方が大きく分けて四つあるということです。その中の一つ「プロセウコマイ」と表現される「祈り」はこちらからあちらへ気持ちを通じさせるというよりも、むしろ「聴く」という意味があるということでした。従って「祈り」とは、己を捨てて、神の言葉を全身全霊で聴くことであるということです。また「言葉」についても興味深い解釈をされて、言葉とは「ダバール」つまり出来事である。つまり、神の言葉としての出来事に対して、私心なく聴き、そして神の使命として行動することである、という説明に対して親近感を覚えました。

翻訳だけでなく、実際に先生がケセン語で発音されたCDがあります。被災地に行く時は必ずヨハネの福音書を何回も、何回も繰り返し聞きながら通いました。ケセン語で朗読されたヨハネの福音書からは、言葉以上の魂や安らぎが伝わってくるような気がします。

それから日野原先生との出会いです。東京まで行って録音させていただきました。ちょうど一二月二四日と一二月三一日、クリスマスイブと大晦日が放送予定でした。先生の豊かな感性によってその日にふさわしい素晴らしい収録ができました。

収録が終わって雑談になったときに、前から噂になっていた一二〇歳までの予定帳の事を思い出し「先生の手帳にはあと二〇年先の予定まであるそうですね。そんなにお仕事をしてお疲れになりませんか」と甚だ失礼とは思いながら尋ねました。

そうしたらちょっと表情が変わって、「金田さん、仕事を自分の仕事にしていたらね、そりゃ疲れますよ。でも、私は神様の道具であり、私の仕事は神様からの使命だから、疲れないのですよ。道具はいつでも磨いていなければなりません。道具として使えなくなったら天に召されるだけですよ」。このようなことをおっしゃってニッコリと微笑まれました。なるほどと合点しました。キリスト教、キリスト者らしいお答えだなと感じ入りました。

それから三年、被災地支援活動も長期になり、私の疲労もかなり溜まり鬱状態になりました。ちょうど光が少なくなる一二月頃から異変が起こり、動けないような状態になりました。少し仕事の量を減らしながら三か月程過ごしました。辛い日々でした。しかし不思議なことに、三月くらいから少しずつ光が増し、大地が萌えてくると、再び力が湧いてくるのを感じました。

そして、またモリモリとやる気が起こってきた。それは大きな力、大きな命、大いなる光にもよおされている感覚でした。そのときに初めて日野原先生の言葉が全身に響き渡った感覚でした。どこかやっぱり自分の力、自分が自分がという気持ちがこの三年間あって、その傲慢さが疲労に繋がり、それで自分自身で自滅しそうになったのだと思います。

とある仮設住宅での出来事です。メリノール派修道会のシスター・キャサリンが訪ねて来られました。この修道会の服装は普通の服に小さい十字のペンダントをつけて、活動されております。丁度その時、小学校五年生の娘さんを自分の目の前で流されたという女性と話し込んでおりました。そこにシスターが入ってこられて、「シスターこの女性は……」と話し始めた途端に、シスターも近づく、この方も近づくという感じで、なんというか、お互いに引き寄せられるように抱擁しました。シスター・キャサリンは、悲しみを引き寄せる力と限りなく透明なプライベートゾーンを持った方だなというふうに思いました。

よくよく話を聞きましたら、実は鎌倉円覚寺で四〇年間坐禅を組んでいるとのことでした。四〇年前といえば、東西霊性交流という中で、結構カトリックの方々が禅を経験する時期がありました。彼女はそれ以来ずっと鎌倉円覚寺で参禅していました。私と会うたびに、必ず「金田さん、今日は坐ってきましたか？」と聞きます。「いや、この頃、忙しいからなかなか」と言うと、「ダメです。坐りなさい」という感じで、よく叱られました。悲しみを引き寄せる力、フラットな体温、それでいてどこかお茶目な少女の佇まい、だからこそシスターの周りには人が集まってくるのだ、と感じました。

鎌田先生との思い出もあります。私のお寺の近くに小さな美術館があり、鎌田先生がそこで講演されるということでした。講演前にこの地方のことをご紹介がてら、一緒にドライブを致しました。創建が奈良時代という篦岳山篦峰寺があり、その近くには金が採れる涌谷という場所があります。▼13 ここで採れた金、奈良の大仏の金メッキに使われたということです。

この篦岳山に立ったときに、鎌田先生が、川を見て、「金田さん、あそこは何だ」って、「あれは北上川と迫川の合流点です」と言ったら、「金田さん、すぐ行こう」と言うので、車を走らせ、最後は藪の中を漕いで、その北上川と迫川の合流点に行き、そこから合流点に向かって法螺貝を吹かれたんですね。

私の住む栗原には栗駒山があって、そこから三本の川が流れている。そしてそれらの川は、やがて篦岳山の麓で北上川と合流します。北上川は東北を縦断し石巻湾、追波湾へと至る広大な風土、文化の流れを繋ぐ川です。法螺貝は命と人を支え、そして結ぶ。この風土への敬意、畏敬と言うのでしょうか。私は今までそういう視点を持たなかった、先生が気づかせてくれたと思います。

4-3 「インターフェイス」と芸術

金田 それからもう一つ、インターフェイス体験で大きかったのは現代美術からの視点です。先ほど鎌田先生が芸術からの視点を指摘されておりました。それと通底することかと思います。

ある時、現代芸術のキュレーターからオファーがありました。十和田現代美術館で開催する

「そらいろユートピア展」というう特別企画があるから、ぜひそれにカフェデモンクの活動そのものを、インスタレーションとして展示させて欲しいとの申し出でした。

空《そら》は世界全体の響き合い、そして色はすべての存在を指す。世界が形を変えながら巡るなかで、あの過酷な日々を超えようとしている人々の力のありかに、もう一度向き合う試み、というのが開催主旨です。彼らはカフェデモンクを、確たる目的や計画を持たない代わりに、プロセス自体に意味と価値があること、宗教者が集い、共に困難に直面している限り無限の活動が続く運動体であること、体制的な宗教教理・教義にしたがって活動するのではなく、金田和尚や吉田裕昭和尚、川上直哉牧師など、個人の感覚や感性にしたがって活動するうちに、グルーヴが生まれ、それが被災した人たちの心に及んでいく活動として捉え、それら全てに美的感性・感覚を見出しているとのことでした。

彼らとのディスカッションを通して、宗教との向き合い方、それを超出していくこと、削ぎ落し更に再構築していく姿勢、そのような視点を得られたような気がします。私たちの活動の中に「体制的宗教からの脱却」を見出したことはまさに大乗仏教空観哲学に通ずる方向です。変化することを恐れない、変化に身を任せる。彼らは「色即是空」「空即是色」を基盤に「空間と時間」を巧みに利用しながら作品展示を試みています。そこで私がインスパイアされたことは、ケアとは、人と人、そして世界が織りなす即興アートだ、ということです。その時から自分自身を「ケアアーティスト」と呼んでおります。

モダンジャズからの視点からも気づきがありました。どういう経緯で私や私たちの活動を知ったのかわかりませんが、イタリアのジャズベーシストGiuseppe Bassi（ジョセッペ・バッシ）がわざわざイタリアからやってきました。南イタリア出身でＪＡＺＺ界ではかなり有名な方で成功を収めています。もちろんキリスト教徒です。

「カフェデモンク」の「モンク」は、ジャズピアノの巨匠セロニアス・モンク▼[14]のモンクともかけてあります。カフェのＢＧＭには必ずセロニアス・モンクをかけておりました。セロニアス・モンクは所謂ビーバップＪＡＺＺの先駆けを作った方で、それまでのデキシーランドＪＡＺＺとは違い、即興性を重視したＪＡＺＺスタイルです。

バッシと私はジャズファンなら誰でも知っている、セロニアス・モンクとマイルス・デイヴ

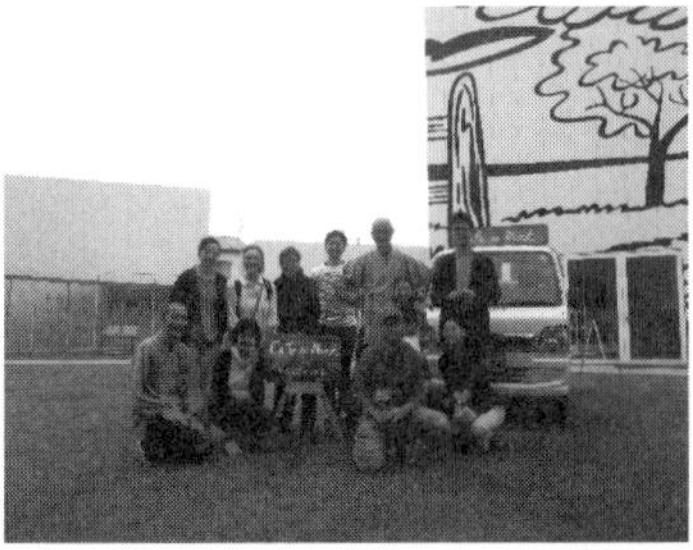

十和田現代美術館　空色ユートピア展

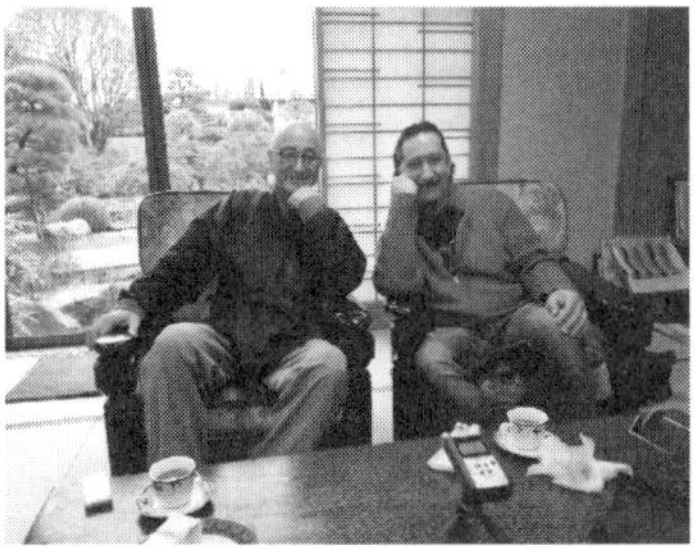

イタリアのベーシスト、ジョゼッペ・バッシとの対話

ィスの、「クリスマス喧嘩ライブ」を通して「他者との対話」について語り合いました。

そしてJAZZのインプロビゼーション（Improvisation、即興）と傾聴活動には親和性がある事を確認しました。どちらにも他者の音・ビートを聴く・沈黙を聴く、間を感じるという要素がある。また、お互いにビリーフ自由を目指しつつも微妙なビリーフ（感性）のずれが響き合い、音楽を（対話を）継続させているということ。つまり「異質」の響き合いがケアを生んでいく、大切なのは「異質」なものが同時に存在する「場」の生成、「場」の創造者こそがインターフェイス・チャプレンのメタスキルに通じるのだと思います。

バッシと被災地での出来事を話している間、時折彼は涙を拭いました。どんなに国が違っても、宗教が違っても、考え方が違っても、人は根底から揺さぶられると涙が出る。仏教徒の私が流した涙と、クリスチャンである彼が流した涙の味は違うのか。いや、違わないですよね。彼との対話の中で、深く胸に刻まれた出来事でした。

4-4　霊との対話

それから、もう一つインターフェイス体験の中でも中々お互いの溝が埋まらなかったという体験があります。被災地には一般的には霊的現象と言われている様々な現象が起こりました。平常時では考えられないような出来事・現象を体験して苦しんでいる方々の相談を受けたり、逆にそれによって慰めを得ている方々のお話を聴かせていただいたり、様々な経験を持ちました。

ある日の夜、一人の女性から電話がありました。亡くなった人が自分の身体を支配し、苦しくて自殺したい、どうにかして欲しいとのことでした。その夜、家族を伴って来寺。すでに憑依状態にあり、憑依している人の声で苦しさを訴えております。その日から約一年弱に渡る、私と彼女に憑依している霊との対話が始まりました。合計すると二六名程になります。死者は水死事故者や自死者から次第に津波で亡くなった人が現れるようになり、短くて三時間、長い時には七時間、対話は深夜に及ぶこともありました。試行錯誤しながら、丁寧な傾聴と儀式の力で彼女は普通に社会生活を営める状態に収まっていきました。私には霊視能力があるわけでも、霊の存在を積極的に認めているのではありません。しかし、彼女が言う「霊の言葉」を否定することなくそのまま受け取り、最終的には儀式の力で沈静化させたことは私にとっても貴重な体験でした。

その体験はロンドン・タイムス日本支局長、リチャード・ロイド・パリーさんの『津波の霊たち』がロンドンで出版されてから一気に世界に広がりました。日本では奥野修司さんの『死者の告白』▼[15]。この方は岡部先生の『看取り先生の遺言』▼[16]を書かれた方です。

これらの本の影響があって、その後「Netflix」でドキュメンタリー映画化。「Arte」というフランス、スイス、オーストリアが出資している番組に、日本人の死生観という切り口で取材に来られました。

彼らは幽霊を実体のあるものと捉えて、そこから議論を展開しようとしておりましたが、私たちはそれを現象として捉えて説明を試みました。それはどこまで行っても平行線で、私たちの文化の中の幽霊現象は証明と言語化をやんわりと拒み続けていました。
「幽霊」は、日本という精神風土の中に立ち上がる「生と死の物語」であり、確たる「存在」というよりは留まらぬ「表象」の中の出来事。そして出来事は、時空を巻き込みながら絶えず変化する「あわい」の世界だと思います。

大きな括りでいう「西洋と東洋」の越え難き壁を感じました。

一連の被災地での「霊との対話」は能の世界そのものの中にいる感じがいたしました。能の演目の一つ「井筒」は在原業平を恋慕する幽霊と旅の僧との物語。この物語は、夢の中で夢が語られ、そして暁とともに物語が端向こうへ消えていく、導入もなく、結論もなく、シテ・ワキ・観能者の物語の交差。始まりも知れず、行方も知れず、夢の中で夢が語られる。ここに究極のスピリチュアルケアの有様を感じます。

実は私の父は喜多流の教師をしており、小さい頃からこういう能の世界観は聞いていましたが、まさか自分が「諸国一見の僧」として登場するとは思ってもいませんでした。

インターフェイスには、異なる信仰者のケアと異なる宗教間への視点・協働、他者一般への視点、関わりという側面があると思います。広い意味で他者との向き合い方、そこからの学びということが大きいと思います。私の場合、活動の性格上、他者とは主に被災された方々を指しております。

自他を繋げる力が「慈」であるならば、自他を引き離す力は「悲」である。人には「慈」と「悲」が同時に存在して、「慈」と「悲」の自己展開が人を成熟させていく。このように感じております。
3・11の夜は漆黒の闇、そして美しく輝く夜空が広がりました。しかしながら、三陸海岸には沢山の遺体が浮かび、生き残った人の叫び、嘆き、悲しみの声。そして内陸の星空の下でそれらの出来事を感じている自分がいる。そして宇宙・星空はそれらを分け隔てなく包み込んでいる。まさに宇宙は剥き出しの生と死を包み込んでいて、「自他不二」、自分と他人の境目がなくなってしまうような感覚と「慈悲の発露」が同時に瞬時に落ちてきたような感覚がありました。

その体験を中心軸に、世界と人間を見る視点が広がりそして深まりながら活動が展開していきます。ここから真の宗教者としての歩みが始まったと思います。

キリスト者と共に歩いた四十九日追悼行脚の時は、遺体とヘドロの匂いの中、経文を唱え讃美歌を歌いながら歩きました。海岸が近づくにつれて、経文は叫びに、牧師は歌う讃美歌が見つからない状態になったのです。そして破壊された海岸に立った時、学んできた教義教理が崩れていく感覚に襲われた。この状況をどのように理解し、向き合えばいいのか。あらゆる宗教的言語から削ぎ落とされてしまう自己を感じました。神仏の姿を見失う感覚です。限りなく自我が削ぎ落とされていくプロセスがここから始まったと思います。自己と他者との関わりを「慈悲」や「愛」に置き換えることができるのではないかと思います。

4-5　臨床宗教師活動のはじまり

苦悩の顔をしている私の写真です。傾聴活動（カフェデモンク）で仮設住宅に入ると、私たちに向けられた問いは、あらゆる宗教言語を拒否する凄みがありました。

「どうして俺が生き残った」「誰が生と死の境を決めている」「助けることができなかった」「孫の遺体が見つからない」「亡くなった人はどこにいる？」

死別の苦しみ。将来への不安。遺体の見つからない空虚な心。狭い集会所の空間には人々の心の叫びが溢れています。次第に「自と他」の境界線が透明になっていく感覚が湧き起こってきます。これが「慈悲」というものなのか、と感じました。しかし、自他を繋げる力が「慈・愛」ならば、繋がれば繋がる程どうにもならない現実に直面する。それが「悲」なのかと思います。引き寄せられたり、逃げ出したり。人には「慈」と「悲」が同時に存在し、その相反する力の自己展開が人を、宗教者を成熟させていくと感じます。

そのような関わり方で苦悩に満ちた一年を過ごし、三月になりました。もう一度同じ場所を行脚しました。一周忌の追悼行脚です。遺体探しは終わり、瓦礫もある程度片づけられておりました。三月らしい少し陽気な天気の中、四十九日追悼行脚をした牧師・僧侶の仲間と共に歩きました。海に近づくにつれ磯の香りが漂い始めました。一緒に歩いた川上牧師が「金田さん、海は再生している」と、ぼそっと呟きました。そして海岸に立った時、海岸の近くでは、漁師さんが海藻採りをしておりました。再生の風を浴びながら、現象的な「生死」を包み込む大きな「生死」の理《ことわり》が落ちてくる感覚がありました。一人称・二人称・三人称を成立せしめている

「非人称、脱人称、超人称」の生死とでも云うのでしょうか。

それからは被災者と向き合う時には「海が再生していくように、人は必ず立ち上がることが出来る」「生かされていることにはきっと意味がある。その意味を共に探そうじゃないか」「人には自己回復する力がある」というフランクル▼[17]にも通じるようなことを思いながらその後の活動を続けていったということです。ここで大切なのは「共に」ということだと思います。

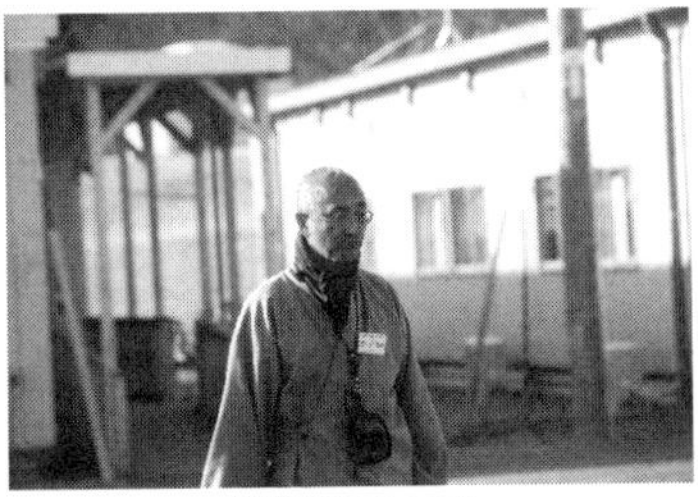
苦悩するモンク

被災地での私は「ガンジー金田」と名乗っておりました。他のメンバーもそれぞれニックネームを付けて呼び合っていました。これには三つ意味があって一つは脱教団、脱肩書です。被災地では今までの肩書では活動しない、求道の者《モンク》としてそこに居るという表現として。一つは場をほぐすユーモアとして。そして最後はマハトマ・ガンジーへの敬意ということです。ガンジーは、宗教的属性を超えたあくなき真理の探究者であり、品格、尊厳、良識、正義に対する温かく厳しく、そしてユーモラスな眼差しを持った方でした。有名な言葉に、「私はヒンドゥー教徒であり、イスラム教徒であり、キリスト教徒であり……」という言葉があります。まさに私もこのように「他者」に向き合いたいという思いがありました。
インド独立の原点は糸車です。彼は何か困難にぶつかると、断食しひたすら糸車を回していました。カフェデモンクの原点は「火を興すことと芋を焼く」ことです。今日のインターフェイスの集いも、火をいじりながら、焼き芋を焼くような感覚でやりましょう、ということでした。「火を興し、火を囲む、芋を焼いて、分かち合う」。ここにたくさんの宗教者、多種多様な専門職が集まって、火を見つめながら、共にこの被災地のことを考え共に苦悩する、私はそのような姿を多く見てまいりました。火を囲んだ時、宗教・宗派・教理・教義、そして言葉すらいらないのです。そして、次第に教義を超出していくという感覚です。そして、常に崩壊する世界の先端にいて世界を紡ぎ続ける。言い換えれば「絶体絶命」の時、常に先端にいて世界を語り続ける、これがインターフェイス・チャプレンシー（臨床宗教師）の大きな役割ではないかと思います。

4-6 インターフェイスと人類の危機

この火を囲んでいる時、二〇〇キロ先の福島第一原発では、核燃料がメルトスルーしていたのです。[18] 原子の火は、人類が最高に到達した温度。そして目の前に熾きている炭の火は、人類が最初に発見した火。そして、最初に料理したのは、おそらくお芋だったと思います。その芋を焼いて、それを持ってみんなで分かち合いながら、人類は偉大なる旅に出て、そして地球に今でも生存し続けているということだと思います。これが人類の原点だと思います。私たちは生老病死、自然災害、文明禍、疫病禍を共に歩んでいるという視点を決して忘れてはいけない、その時に宗教宗派の差などどれほど意味があるのでしょうか。

小西先生が言われた「インターフェイス（異なる信仰を持つ人へのケア・宗教間の協働は）喫緊の

課題解決のための具体的プロジェクトの中での協力・協働を通して実現していく」ということの実際とはこういうことだと思います。

私が住職をしているお寺の近くに、9・11の時サウスタワー七九階から生還した方がいらっしゃいます。そあの事件後、アメリカ社会は分断と懐疑、自己批判等々の様々な感情の中、混乱し、病みを抱えました。その方も心を病み、やがて故郷に帰ってきました。そして七年が経過して初めて自分の体験を語り出しました。彼女が絞り出すような言葉をつづった詩「見失われた虹の色」を紹介します。

見失われた虹の色
もし、虹がひとつだけの色だとしたならば、
それは何色だろうか。
たとえ何色であろうとも
ひとつの色だけが選ばれて、
残りの色が見捨てられた瞬間に
虹はその使命と同時に、
その美しさを見失う。
雨の後、七つの全ての色が一体となり
希望という一筋の美しい橋を作り出す。

けれども、七つの色の多様性と
それぞれの独自性は保たれている

作・翻訳　阿部礼子

母の茶室に掲げられていた掛け軸から、人と世界の有様へと誘う気づきを得ました。江戸時代後期、越後出雲崎に住んでいた良寛さんの漢詩です。この漢詩からは「主客を超越した未分節ケアの有様」「東洋的世界観・人間観からのケアの有様」が伝わってまいりました。

花無心にして蝶を招き
蝶無心にして花を尋ぬ
花開く時蝶来り　蝶来る時花開く
吾れも亦人を知らず人も亦吾れを知らず
知らずして帝の則に従う

どうぞ味わっていただければと思います。

5　鼎談

5-1 価値判断を加えず、現在進行形に身を置く

小西 金田先生は震災の中、ラジオ番組の取材で山浦先生のところに行かれたとき、「神の言葉」、「全身全霊で聴く」ということ、そして「神の言葉に対して、私心なく行動する」ということに、感銘を受けられたとおっしゃいました。また日野原重明先生は、同じラジオ番組にゲストで来られた際、「私は神の道具です」というふうにおっしゃられた、とのことでした。その辺りについて少しインターフェイス的な観点から、仏教者としての金田さんがそうしたクリスチャンの先生方のお言葉をどのように感じられたのか、受け止められたのか、という辺りについて、まずは率直なところをお聞かせ願えれば幸いに思います。

金田 山浦先生の「言葉」についての解釈はとても斬新的でした。また、「祈り」「使命」「復活」といったキリスト教のキーワードの解釈がケセン語の聖書を通して私たちにも感覚的に腑に落ちます。言葉を「ロゴス」ではなく「出来事《ダバール》」と解釈する事によって、空観哲学でいう「縁起生」と相通じる事があると感じました。また、これは量子物理学でいう「出来事」としての世界というイメージにも通じてくると思います。

神の言葉ってなんだろうという疑問がありました。神の言葉は沈黙のうちに生起し続ける出来事としての世界、私たちは私心なくその出来事に向き合い、出来事が語りかけてくる「私」の使命を真摯に受け止め行動する、これが体制的教団から超出した宗教者の有様だと自分自身で納得しました。

現場から立ち上がる言葉をしっかりと観察すること。これは禅問答にも通じると思います。

道元の「現成公案」等にも通じます。「出来事を私心なく観察すること」（ノンジャッジメント）これは恐らく小西先生が例に挙げた武道の佇まいに近いかも知れませんね。

私は山浦先生との対話を通し、ケセン語で表現される山浦神学の中にとてもシンパシーを感じました。

小西先生は傾聴活動を武道にたとえてお話ししておりました。私は傾聴活動は、武道の中では合気道かなと思っています。自分からは攻めない。でも、相手の力（言葉）を力にして、それを返してやるというようなイメージです。こちら側はフワフワとしたような、ゆるやかでしなやかな佇まい。磨き抜かれた鏡で反射させる感じでしょうか。ですから自分自身はノンジャッジメントの鏡のような立ち位置に常に自分を置いておく。Non-judgmental Being Present（価値判断を加えず、現在進行形に身を置く）。これはやっぱり宗教者として身と心を通した修行のやり方を通して、育まれる部分なのかなと思います。そこがやっぱり肝であり、臨床心理士さんや精神科医の方々とちょっと違うところなのかな、というふうに思います。

日野原先生の言葉はとても単純な言葉です。しかし、活動の中で非常に辛い思いをしておりましたので、その意味を深く受け止めることが出来たと思います。やはりどこか自分という部分を捨てきれず、力みがあった。でもそこを通り抜けた時に感じる「脱自我」の感覚ですね。大きな力、光、存在からもよおされている感覚ですね。特に鎌倉仏教以来、「自力と他力」は日本仏教の底流をなしてきた。脱自我を経験すると自力・他力の選択ではなく、どちらも自分という生命に共存し常にせめぎ合いながら、「私」を動かし続けているように感じます。その後七年八年と活動出来たのは、その絶妙なバランス感覚が育まれてきたからと感じます。

小西　どうもありがとうございます。今、「自力と他力」ということ、そして「傾聴活動は合気道が近いのではないか」とのお話がございましたので、その点について少しだけレスポンスさせていただきますと、実際の体の動き、相手との物理的な関係性やダイナミックスという意味では、まさに合気道のほうがイメージとしてはピッタリ、というところがあるわけですけれど。私も武道のことは何もわかっていないのにお恥ずかしい限りなのですが、しかし剣の方も、見かけ上は一方が積極的に攻めていくというイメージがあるのですが、その動き出すタイミングという意味で言いますと、必ずしも「自力」という感じではないのではないか。その動き出すタイミングというのは、決して自分の方で勝手に決めているわけではない。あくまでも相手との関係性を感じ取り、その中で最適と思われるタイミングで身体が動きだす、ということがあるのではないか。それは言い換えるならば、自力と他力の、どちらにも偏っていないようなところから生まれる行為なのではないか、そのように感じています。

武道における二者の関係性というのも、実はその本質はスピリチュアルケアとあまり変わらないのではないか、と思ったりもします。自力と他力のバランスであるとか、「間」というような話もありましたが、やはりその辺りのことなのではないかと思います。

金田　音楽なんかもそうですよね。特にインプロビゼーションを大切にするジャズなんかは、相手の音をよく聴くことがとても大切です。相手の音をよく聴いて、そしてその音にどのように自分を織り込んでいくか。マイルス・デイヴィスはセロニアス・モンクとのセッションの時、三〇分間じっとモンクの音を聴き、音を出しませんでした。お互いにすごい緊張関係があって、どんな音を出していったらいいのかということを感じ合っていたのだと思います。Don't think, feel. 長い沈黙。沈黙には意味があり、沈黙の中から音（言葉）が紡ぎ出されていくわけです。

5-2 「ビリーフ自由」と能

鎌田 「維摩の一黙、雷の如し」っていいますね。維摩経の極意。これを私の恩師の一人である三枝充悳先生がよくいっていましたね。沈黙というもの、これは自力と他力とか、不二ということと、つながってくる世界ですよね。最後に金田さんが、命の働きみたいなことをおっしゃっていましたが、震災後の夜空であるとか、脱人称、非人称、超人称の世界に至ったときのあの感覚っていうのは、おそらく神秘主義や神秘体験というものを、神秘体験と言わずとも、道元の「身心脱落」とか、そういう無心の境地とか、いろんな人が、いろんな文脈や言葉で言ってきたことと、ほぼ共通すると思うんですよね。通底するものがある。

インターフェイスというのは、その通底する部分をどう察知するのかという感覚がないと、生まれないんじゃないのかな。フィーリングができない。神道の言葉、例えば、「祓へ給へ、清め給へ」ってあるじゃないですか。

これは非常にある種、自力のようにも見える。同時に、他力のようにも見える。「祓へ給へ、清め給へ」と。これを天河辨財天社の柿坂宮司が、ある人のサジェスチョンによって、こういうふうに現代語訳したんですね。[19]「君の思考が自由でありますように」「君の精神が透明でありますように」「祓へ給ひ、清め給へ」というと、すごく古い伝統の言葉にとらわれちゃうんですよ。

だけど、天河というのは水の流れ、空の色合い、風みたいな。そういうところが交差する、クロスするところじゃないですか。

そこにいろんな人たちがインターフェイス的に、信仰を異にする人たちが集まってくる、その場に、「祓へ給ひ、清め給へ」という神道の禊祓の伝統的な言葉を、もう一つ皮を剥くというか、身を明らかにするというのか、大胆に現代語訳してみる。

「君の思考が自由でありますように」は、小西さんが言ってくれた「ビリーフ自由」のあの世界に通じるし、その「ビリーフ自由」であるためには、「Non-judgmental」でなければいけない。「Non-judgmental」に自然になる。じゃあ、「Non-judgmental」になるためには、君の精神が透明でなきゃいけないんですよね。その君の精神が透明というのは、非人称や脱人称や超人称的な世界に入ってるってことですよ。最後に女性の方と金田さんが会われて、なんかすごい禅をやっている方で、そういう透明感を感じたと言われましたね。やっぱり禅を通して、そういう世界っていうのが体得されるというか、にじみ出てくるというか。体を通して、その人の心を通して、風が吹いているような状態ね。それを禅では、「行雲流水」って言ってきた。「雲水」っていうのは、まさに「行雲流水」の回国行者、「諸国一見の僧」になるわけでしょう。そして、それは能の世界で成仏させる力になって、「諸国一見の僧」はまず傾聴して、そして、祈る。読経するとか。

そして、その祈りを聞いて、恨みの言葉が消えて、舞を舞って、あの世に還っていく。これは金田さんが言われるように、究極のスピリチュアルケアで、私は能は「平時の武道」と言ってるんですよ。平和の時代の武道が能で、能の達人は武道の達人です、間違いなく。能がきれいにできるためには、武道がきれいにできるのと同じこと。

ですから、合気道もさまざまな剣道や武術も、全部能の中にその根幹はある、それは共通している。だから、日本文化の精髄と言えるんじゃないかな、能はね。ある種、プロトタイプを成していると思います。

金田 私もそう思います。それで面白いのは、能っていうのは、橋向こうから始まって、橋向こうに消えていく、始まりもなく、終わりもない、そして語るべき結果もないというようなケアの究極の在り方みたいなものを感じます。ワキ・シテ、そして観客が夢の中で物語に絡んでいく。そういう日本芸能の伝統の中に、日本風土に根差したスピリチュアルケアの原型を感じます。

鎌田 それがずっと続いていくんですよね。

金田 ずっと続いていくんですよ、永遠に。なにもなかったかのように。

鎌田 諸行無常のようにね。

金田 そうですね。やっぱり能のあの舞台っていうのが一つの「場」として設定されていて、それ空観哲学の「空」という「場」なんですね。

鎌田　そうですね。

金田　そこには遮るものはない。人を拒まず、過去現在未来が混在している。そういう開放的な空間だと思います。

5-3　インプロビゼーション(Improvisation)

鎌田　そして、重要なことの一つは、金田さんが「臨機応変」というか、「インプロビゼーション（Improvisation、即興）」のことを言われたでしょう。

臨床宗教師のケアっていうのは、まさにそのインプロビゼーションなんですよね。そのインプロビゼーションが、あの能の林の中に仕込まれているんです。「う〜う〜」という掛け声であるとか間合いであるとか。もちろんそれは一つの曲の形式性がありますけど、その場で立ち上げる。その場の空気、場の流れの中で。だから、インプロビゼーションの構造を持ってる。

金田　しかし、インプロビゼーションが成り立つのは、きちんと基本ができてないと出来ないと思います。自由自在と自分勝手は違う。自由自在に世界を観察し、この身心を以て世界を表現する。臨機応変な世界観を問い続けていないとインプロビゼーションは成立しません。

鎌田　もうぐちゃぐちゃになりますよ。

金田　それはもう不協和音の、不協和音にもならないような。

鎌田　でもね、仮にそうだとしても、ノヴァーリスの『ザイスの学徒』の中に次のような話があるんです。[20]マスターがみんなに「好きな石を拾ってこい」って言うと、いつも変な石ばっかりを拾ってきて、箸にも棒にも掛からないような子どもがいた。一方、マスター、先生、師匠は、みんなそれぞれの良い石を拾ってくるんですけど、それらの良い石の真ん中だったか、どこかにその子供が拾ってきた石を置くと、ピターッと全体が調和したということになる。ですから、インプロビゼーションというのは、どんなに下手っぴっていうか、ぐちゃぐちゃになったとしても、ぐちゃぐちゃになったものを、ちゃんと文脈っていうのか、置きどころを、位置を与えることができたら、それはかえって、カオスの中からコスモスになる力を持ってると、私は信じている。こういうインプロビゼーションが必要なんじゃないですか。

小西　お話を伺っていて、金田さんも「ケアはアートだ」とおっしゃいますし、鎌田先生もアートということをおっしゃるわけですけど、「アート」ということの定義に関して、インドの哲人、クリシュナムルティ▼21という人が、これは果たしてこの人のオリジナルなのかどうかはわからないのですが、「あるべきものをあるべきところに置くのがアートだ」ということを言っています。それは例えばケアにおいても、その場において、一番ふさわしいものを見つけて、それを置いていく。つまりその場その場で真に最適・最善な唯一無二の反応を見出し提供していく。それができるということがケアの本質なのではないかと。私もスピリチュアルケア教育の中で、「ケアとは、こういうことをすることですよ」とか「まずはこういう訓練が必要ですよ」とか、いろいろ申し上げているのですが、結局のところはそれはやはりどこまでもインプロビゼーショナルなものであって、そこで最も適切なものを、その瞬間に見つけることが、一番の核心なのではないかといつも感じています。

金田　現代芸術っていうのは、作品としてトンと置いておくのではなく、作品と作品の相互作用によって、時間の経過とともに変化する状況を鑑賞する芸術の有様なんですね。当然そこには鑑賞者も重要な作品の一つになります。

5-4　スピリチュアルケア、インターフェイスと日本文化

鎌田　今日すごく重要なキーワードが、インターフェイスを巡って出てきたと思うんですよね。小西先生が、「ビリーフ自由」であるために、どういうレッスンっていうのか、吟味なり、鍛錬なりが必要なのかっていったときに、スピリチュアルケアは、日本の武道に近いということを言われましたね。私はお茶もすごくスピリチュアルケアに近いものがあると思う。お茶は言語を介さない部分が結構重要。能は揺があり、舞があり動的です。でも、お茶は非常に静的。沈黙の中で、つつましい空間の中で、小さい空間の中で、しかし、大宇宙につながる。

あの能とお茶を極めることができたならば、日本の武道的な精神とか、日本の文化の根幹にあるものの世界に通じていく、もともと型を持っているがゆえの、自由なインプロビゼーションになり得るものじゃないか。そういう伝統遺産だと思う。その辺のことを今日は非常に強く感じさせてもらいました。

なので、私自身はフリーランス神主、神仏習合諸宗協働のフリーランス神主を名乗っているので、やっぱり共通点を見出すインターフェイスの在り様を、どう見出しながら会話し、かつ

協働作業していくことができるか。これをあと二年の任期の中でできるところまで、礎というか、実践形態を作っておきたい。それは理論的にも今日みたいに、きちんと小西さんにまとめをしてもらいながら、話ができればと思います。ありがとうございました。

金田　鎌田先生が、お茶のことを言いましたので、ちょっと私も言わせていただきます。実は私の母は裏千家のお茶の教授で、父は喜多流能楽の教師をしております。私自身その二つとも実際に修めてはいませんが、子供の頃より染みついた感覚があったんでしょうね。

鎌田　え〜。能茶……。

金田　能茶一如なんですよね。活動が始まって何年かやってみて、カフェデモンクの傾聴空間のこと考えたときに、何だ、これ母がやってるお茶と全然変わらないなあ。自分は父の謡の中の「諸国一見の僧」の役割を果たしているだけなんだ、と気づき始めました。

カフェデモンクの傾聴空間には様々なグッズを仕掛けていきます。様々な言葉、置物だとか、掛け軸だとか、お花だとか。そういうグッズで心を揺らしながら、ほぐしていく。特別なテクニックで特別なことをしていたわけではない。場を開き・場をほぐしながら何もしないで人を待っていた、それだけだったんだなあと思います。

6-1　なぜインターフェイスは必要なのか

窪寺　それぞれの先生方が、それぞれの立ち位置で活発な活動をなさっていると感じました。それぞれの立場や経験から、臨床宗教師とは何か、スピリチュアルケアとは何か、インターフェイスとは何かをお話しいただいたと思います。非常に深い、それぞれのお話をお伺いすることができて、大変有益でした。

ここでもう一度、最初のテーマは、インターフェイスだったと思うので、三人の先生方の考えをお聞きしたいと思います。

第一は、「インターフェイスを議論する必要性とは何か」ということです。さらに、第二は「インターフェイスを今日議論したことの利点」と、第三は「それに伴う難しさは何か」です。この三点について、簡単に説明していただきたいと思います。

鎌田　インターフェイスを必要とするのは、命を全うするというのか、我々が生きてきた、与えられた恵まれた命を全うすることができるために、インターフェイスは絶対必要だと思います。そして、それは平和というのか、一つ一つ、一人一人の尊厳を大切にしていくためには、他者を受け入れたり、他者を理解したりすることが必要で、その辺りの道のり、歩みインターフェイスは実現しようとしています。けれども、困難は、小西さんが提示してくれたような「Non-judgmental」、「ビリーフ自由」がなかなかできないということ。

それが区別、差別、格差、そして、自分たちが優位である優劣、暴力を生んでいく。そういうような暴力とか搾取とか、相手を、他者を貶めるとかっていうことを次から次へと生んでいく、負の連鎖に入るので、それをいかに解体するかというのは、インターフェイスなくしては、インターフェイスを深めることなくしては、その暴力、抑圧や漆黒から解放されない。そういうことを考えています。

司会者　ありがとうございます。それでは金田さんお願いします。

金田　少々難しい質問で、質問の意味を理解しているか些か不安です。的確に答えられるかどうか分かりません。

私にとって異文化・異宗教との強烈な出会いは、ロンドンタイムズ日本支局長リチャード・ロイド・パリーさんの『津波の霊たち』が出版されてから様々な海外メディアとの対話がありました。その対話は出版されたりテレビ放送・映画放映されたりして広く海外に広まりました。「幽霊」という言葉自体、ヨーロッパのキリスト教文化圏には該当する言葉がない。日本の風土や宗教感情・民俗信仰等について、彼らにも理解出来るように、苦し紛れにユング深層心理学や大乗仏教の唯識論等を駆使しながら説明を試みたのですが、「諸国一見の僧」「始まりなく終わりなし」「淡の世界」とか所謂「味わいの世界」が分からない。

最後までそれは平行線でした。でも、彼らは一生懸命理解しよう、理解しようと努めておりました。これは彼らの口から出た言葉ですが、行き詰まったヨーロッパ合理主義をなんとか東洋の世界観で乗り越えたいということでした。

日本人は近代国家として合理的な法律・学校・政治経済の諸制度を欧米から学びました。しかし一方では非合理的な現象も柔軟に受け入れている。それがどのような構造になっているのか、それが知りたいということでした。どのメディアからも何か近代の行き詰まりのようなものを抱えながら彷徨っているなということを感じました。私にとっての異文化体験でしたが、そこを根気強く乗り越えていく努力が、特にポストモダンの枠から超出するためには必要なのかなと感じました。

東西霊性交流が、三〇年前に行われたと思います。私の父もその流れに乗ってオーストラリアやアメリカのシアトルで布教活動を行い、多くの弟子を育ててきました。その下地は十分にあると思いますので、日本臨床宗教師会があらゆる方面にインターフェイスの問いを投げかけることは、ロケットの第二段目に点火するようなものだと思います。しっかりとした問いを立てながら、宗教界やその他の業種に刺激を与えられればいいと考えます。

小西　なぜインターフェイスかと言いますと、最も端的には、先ほども少し言及いたしましたが、これからますます多文化・多宗教社会になっていくのではないか、ということがあるわけです。

それ以前にケアということを考えた場合、一般的に「ケアの本質は個別性の尊重にある」という言い方がなされるわけですけれども、異なる信仰を持つ人に対するケアにおいて、その信仰の個別性を尊重することは、ある意味最も難しいものとも言えるわけです。

もちろん日本人の場合、「私はこれを信じています」というような欧米人のような明確な形での信仰をもっているわけではない方が多いわけですが、しかし価値観はみな一人ずつ違うわけで、その個別性、微妙な違いをも徹底的に尊重していく。そういうことがやはりケアでは非常に重要になってくる。そうしたあらゆる異他的なものをも含めた個別性の徹底尊重を象徴する言葉として、「インターフェイス・ケア」というものを考えることができるのではないかと思います。

もう一つは、インターフェイスでも成立するようなケアこそが、本当の意味でのケアであるし、またそれを可能にするような在り方こそが真の在り方であり、しかも真の生き方ということにもつながってくるのではないかと思うのです。

今日は十分に時間がなかったのでお話しできませんでしたけれども、これから人間の精神活動がＡＩ（人工知能）にどんどん置き換わっていくような時代において、では「人間が生きることとは何か」ということを考えた場合に、この本日議論したような内容が、実はかなり本質的なことになってくるのではないかと思っています。

その意味でもインターフェイスについて議論するのは非常に重要なのではないか、そのように考えております。あとその「難しさ」ということに関しては、それがなかなかマニュアル的に伝えたり、さらには言葉で伝えることも難しい、という点にあるのではないか、そのように考えております。

6-2　臨床宗教師としてのアイデンティティ

安井　私は臨床宗教師の活動をしていく上で、疑問、違和感を覚えることがあります。それは例えば、緩和ケアのお医者さんに対して臨床宗教師であることを名乗ると、「あ、お坊さんね」っていうような、そういう言い方をされることがあります。

それは多分、臨床宗教師のマジョリティの方が、僧侶の方だということだと思うんですけども、そういった中で臨床宗教師会としても、例えば宗教者を指して僧侶、牧師であるとか、宗教施設を指して、お寺もしくは教会であるというような、そういう言い方をすることがあると思うんです。

それは具体的なイメージを与えるという意味で、必要なことなのかもしれません。しかし、私は天理教の教会長ですが、そこに当てはまらないものにとっては、どこか置き去りにされてるような感じを受けることがあります。

インターフェイスということを臨床宗教師会として推進していくのであれば、それがまた今日おっしゃってくださったようなケアの本質であったり、例えばビリーフにとらわれないというようなことを、お話しくださったと思うんですけども、そういったことを大切にしていくのだと理解しておりますが、そうであれば臨床宗教師会として、社会、世間に対して、どういうイメージを伝えていくのかということに関して、特に言葉、表現ということに関して、先生方の意見を聞かせていただきたいなと思います。どうぞよろしくお願いします。

小西　現段階では「臨床宗教師」と言ってもご存知でない方が多い。もちろん最近は終末期医療の世界ではだいぶ知られるようにはなってきましたが。

そうした中では「宗教者」という呼び方もあるかもしれませんが、それですと少し一般的過ぎる感じもしますので、「お坊さん」ということになったりする。しかしそれだと「お坊さん」ではない「臨床宗教師」の方の場合には、適切な呼び方ではなくなってしまう。それを呼ばれた側としては、やはりご自身の個別性が尊重されていないということになってしまう。ですのでやはり、早く「私は臨床宗教師です」と名乗ってもわかっていただけるような、逆に「ああ、臨床宗教師ねっ」という具合に呼んでいただけるようになる状態を目指し、努力していくべきではないかと思います。

例えばアメリカでは「チャプレン」と言えば、誰でもご存じなわけで、やはりそうした状態を早く実現させていかなければいけないと思いました。

金田　私の発言の最後に「七色の虹」を紹介しました。大きな理念としては「七色の虹」の目指す「虹」であると思います。それぞれこの詩を味わいながら自分に問いかけてくるイメージを押さえながら、小西先生のようなプロセスを踏んで、やっていかなくちゃいけないと思います。

安井さんのような問題提起は、積極的にお出しいただければと思います。私たちも気づかないところが多々ありますので。まだまだ臨床宗教師養成はスタートラインから半歩程度しか進んでいないと思います。意見を遠慮なく上げていただければと思います。

鎌田　私は言霊の思想というテーマで博士論文『言霊思想の比較宗教学的研究』（二〇〇〇年筑波大学提出、のちに、『言霊の思想』青土社、二〇一七年）を書いた人間なのですが、言葉が持っている霊性的な力とか、深いものがやっぱりあるんですね。ダバール、出来事だというようなことも含めてですけれど。だから、名称というのは「名詮自性」という、名は本質を表すという部分があるので、非常にそれぞれ大切な起源というのか、成り立ちを持っていると思うんです。それをどうやって尊重し、開いていくことができるか。私はあえて、「神職」という言葉を使わずに、古語で『古事記』や『日本書記』の中で「神主」という言葉が出てくるので「神主」という言葉を使いたい。

だから、「フリーランス神主」と名乗っています。ですから、安井さんも教団が使っている言葉。たとえば、神社本庁は神職と言えと勧めると思いますが、必ずしもわたしはそれに賛成ではない。たとえば、律令時代の昔は神祇官、明治維新後「神道指令」が出るまでは「神官」みたいな言い方でしたよね。でも今は「官」じゃないから「神職」だと。しかし、フリーランスの私にとっては、「職」じゃないんですよ。どうしても。神が入ってくる依り代のような、「主」になるということじゃないかと思うんですよ。そして、大国主という神様は、『古事記』では五つの名前があるし、『日本書記』では七つも名前があるとか、そういう異名を持っているんですね。一種アバターみたいに。

だから、私は名乗りを変えてもいいと考えます。名前は大切なんですけれど、名乗りを変えていいと思っているので、「神仏習合諸宗協働フリーランス神主」と自分を規定したんですよ。神仏習合は日本の文化の大事なところだと思っています。だけど、それだけでは足りないから、諸宗が共働きで、みんな一緒になってこの時代を、諸宗一緒になってやっていく、そういう神主でありたいという自分の立ち位置、希望、そういう在り様を一種示したわけですね。「神仏習合諸宗協働フリーランス神主」と。どこの神社にも属さないけれど、でも、地球というこの中に生きている、この惑星を大切に思う神主の一人であるというような意味合い。最近そこに加えて、芸能は重要だと思っているので、「神道ソングライター」とね、ちょっとユーモラスに名乗ったり。

最近はもっと伝統的に「吟遊詩人」って言ってる。これも全て自称です。私の世界は自称することによって、それを逆に、多様なものを多様なままみんなに認めてもらおうじゃないかと。いいじゃないか、そんな、ある種自分自身の遊戯三昧の遊びのようなものなんだけど。でも、そういう自由さの中に、本質がパッと開けてくるような、それぞれの自由な表現というのか、それも尊重していきましょうよ、みたいな。だから、これまでの教団用語にとらわれ過ぎる必要はないと思ってます。

そういう意味で、インターフェイス・チャプレンというのが、もっと共通語になっていったら、それはそれで。「臨床宗教師という分かりにくい言葉よりも、インターフェイス・チャプレンでいきましょう」みたいな。これだって全然いいんですよね。

だから、いつも臨床宗教師、インターフェイス・チャプレン、なんとか教会長、僧侶、なんとかというふうに名前をずらずらとつけて、長くしてもいいんですよ。だから、ある会議とか儀式の場合には、ずらーっと大国主が七つの名前を持ってるように、七色のように、そういう名前をずらずらずらっと並列することも、大事な儀式というか、確認のときになると思うので、是非その辺の祈りの場を作っていくときに、名前を並列併記しながら、それぞれの固有性を認め、生かしていくということを、やればいいんじゃないかと思います。以上です。

安井　認知度の問題ということが、今お三方のお話を聞いて一番のポイントかな、というふうに思ったんですけども。臨床宗教師というのをもっと認知してもらうためにも、そのときの活動が特定の宗教に寄らないというようなことを、もう少し理解してもらえるような、そういう伝え方の工夫っていうのはやっぱり必要だなということを、改めて感じさせていただきました。ありがとうございます。

6-3　宗教者としてのアイデンティティとインターフェイス

島薗　インターフェイスというのは、宗教宗派を超えて、公共空間で特定の宗教宗派の仏教とか、伝道という形を取らないようなことを重視する形の傾聴なり、ケア活動、支援活動をするという、ある意味分かりやすい宗派色を脱するというふうなことが、強調されるのが臨床宗教師会だということがあると思います。

これは現代のスピリチュアルケア、あるいは宗教者によるさまざまな困った苦難や辛いこと、悲しみにある人たちへのケアということでは、必ずしも世界的にというか、国内でも共有されていることではない、ということをちょっと念頭に置いておきたいと思います。

私どもの残念なことの一つは、プロテスタントの、今日、窪寺先生がここにおられることは非常に心強いんですけど、プロテスタントのチャプレンというのは、日本では非常に伝統があってがっちりと進んできているわけですけども、その方たちは、この臨床宗教師会に関わってる方は少ないですね。それはそれなりの理由があると思います。

それから、例えば台湾では臨床仏教宗教師と呼びますが、仏教かキリスト教のどちらかだという、特定宗教色をしっかり表に出すという、そういうタイプのチャプレンシーを重んじているところもある。

アメリカよりはヨーロッパのほうがそういう意識が強い、というようなこともあります。この辺は小西さんに、また改めて世界的な状況の中で、インターフェイスというのが、どういうふうに捉えられているかということを伺いたいところはあります。

しかし、そういう方たちも、例えばキリスト教系の病院でチャプレンをしている方たちも、相談に乗る、あるいは傾聴する相手は、そういうキリスト教の信仰を持っていない人であるかもしれない。そういうことが普通にある。そういう状況で支援活動、傾聴活動をしているので、我々が持っている問題意識と通じるものを持っていると思います。

ただ、どこまでそれをインターフェイスというふうに理解しているか、おそらく、そこは少し違うのではないかと思います。インターフェイスというのは、自分たちのやっていることとは違うのではないか、というふうに考える人もいると、私は思うんですね。

臨床仏教研究所というところがやっている養成講座は、臨床仏教師の養成ということで、仏教ということをガッチリと、表に出してるわけですね。

安井さんおっしゃいましたけど、天理教の憩いの家という病院では、従来の天理教の相談の在り方が、今も続いているはずです。そういう中で、安井さんのようにこのインターフェイス・チャプレンシーということに関わっておられるという、そういう事情もあります。その辺の問題というのを、どういうふうに考えていけばいいのか。こういうことも我々は解きほぐしていくべきことじゃないかと、思っております。

それから、いくつか重要だなと思うことがあったんですけど。小西さんが言ってたように、そういう宗教宗派を超えて、特定宗教を超えてということがインターフェイスということの、主な中身だということと。

そもそもケアというのは、異なる人間同士なので、それぞれの人間は何らかのビリーフや、ある種の固定観念のようなものを持っている。あるいは狭さを常に持っているので、それを超えるような次元というのを大事にする。そういう関係を結ぶ、そういう精神の自由のようなところに何とか共に向かっていくということですね。

このビリーフ自由っていうのを、私はそういうふうに受け取っていますが。そういうことがそもそもインターフェイスという言葉で言えるという、こういう考え方もあると思います。ですので、現代のそういう多様化する、多様な人々が共に生きていく、お互い同士が他者だということを受け止めることが、非常に重要な時代のケアの在り方というものが、自らそういうインターフェイスという言葉で指すものと重なってると思います。

ただ、私もそういう多様性、私自身、幼稚園はプロテスタント、母親はカトリック教育を受け、うちは浄土宗で、父親は精神科医という。そして、最初に天理教、金光教を研究したというような。そういう自分、これは宗教学というものの枠でもあるんですけれども。

6-4　自分のアイデンティティを問い直す「場」としてのインターフェイス

島薗　そういうふうな経験から言うと、今度はいろんなものに触れることによって、自分が何者かということを言えなくなってくると、こういうこともあり得ることなんじゃないかと思うんですね。

「私はこの信仰です」とガッチリと言いたいわけです。しかし、自分には一度もそういうふうにならなかったという。こういうことも、私の一つの宗教学者のコンプレックスみたいなところがあるわけですね。

ですので、このインターフェイスということや、あるいはそのケアの在り方で、いかに異なる他者の間で、あるいは多様な人々の間で、自分なりの他者との関わりの在り方を探っていくか。

そういうことはある意味では、現代の全ての人が直面してる生き方の問題であって、ただ、その場合に自己を見失うということが非常に起こりやすい社会でもあると。あらゆるものの影響を受けるので、その都度その都度でふらふらすることもありうるのですね。

かつては、属するということがアイデンティティの形成だったけど、今は人生が旅のようになっている。いろんなものを通っていって、今はこうだけど、来年はこうなるみたいな。そういうことで、自分自身の頼りなさということを意識する時代でもある。こういうことも改めて考える必要があることかなと思いました。

そういう意味ではインターフェイスを問うということは、自分は何者かということを問い直すということであり、今日のお話の中でたくさん日本が出てきました。技や芸が道になるというのは、日本の文化の非常に重要な特徴ですね。

つまり、技や芸の意義、これはアートが重要ということを言い直してるようなところがありますが。それが宗教に近い地位になるというのは、ある意味日本の特徴でもありますが、では、なぜ日本がそうなのか。そのことが日本の自覚、日本における宗教の自覚ということにも返ってくる問題かな、というふうに思います。

そういう意味で、このインターフェイスという問いが出てきたことによって、我々はインターフェイスと名乗っているということを今顧みてるわけですね。そういう意味では、自己認識を改めて問い直してるわけですが。

そのことの意味を本当に深く考えていく、たくさんの切り口を今日はいただいたというふうに思っております。本当にありがとうございました。また勝手な感想で、かえってまた分からなくなったというふうになること、しょうがないなと思いながら、私のコメントを終わらせていただきます。こんな時間をいただいて、本当にありがとうございました。

註

▼1 金田氏の肩書はシンポジウム開催当時。

▼2 ここでの「公共空間」とは、宗教組織にとっての「私的空間」である宗教施設等に対するものを意味し、被災地以外には例えば病院や学校などが挙げられる。

▼3 Paul Knitter, *Introducing Theologies of Religions*, Orbis Books, 2002.

▼4 小西達也『インターフェイス・スピリチュアルケア』春風社、二〇二三年、pp. 104–106.

▼5 小西達也『インターフェイス・スピリチュアルケア』春風社、二〇二三年、pp. 72–74.

▼6 島園進『なぜ「救い」を求めるのか』NHK出版、p. 183.

▼7 門脇佳吉『道の形而上学——芭蕉・道元・イエス』岩波書店、一九九〇年ほか。

▼8 八木誠一『〈はたらく神〉の神学』岩波書店、二〇一二年ほか。

▼9 窪寺俊之『スピリチュアルケア入門』三輪書店、二〇〇〇年。

▼10 小西達也『インターフェイス・スピリチュアルケア』春風社、二〇二三年、pp. 79–83.

▼11 小西達也『インターフェイス・スピリチュアルケア』春風社、二〇二三年、pp. 334–335.

▼12 鎌田東二『悲嘆とケアの神話論——須佐之男と大国主』春秋社、二〇二三年。

▼13 箟岳山箟峰寺とは、大同二年（八〇七年）坂上田村麻呂によって、京都清水寺の本尊十一面観世音菩薩を勧請して創建されたと伝えられている。

▼14 「セロニアス・モンク」。アメリカのジャズピアニスト（一九一七 - 一九八二年）。即興性を重視するスタイル。天から下りてきたような不協和音とルーズなテンポ。豊かな人間性・精神性、無邪気な遊び心が魅力。

「マイルス・デイヴィス」。アメリカのジャズトランペッター（一九二六 - 一九九一年）。モンクと並んでモダンジャズの創成期に活躍した。時代に応じ常に演奏スタイルを変化させ一時代を築く。

「クリスマス喧嘩ライブ」。一九五四年一二月二四日クリスマスイブに収録されたアルバム『マイルス・ディヴィス・アンド・ザ・モダン・ジャズ・ジャイアンツ』での出来事。共演したセロニアス・モンクがソロパートを途中で止めてしまいしばらく無音の状態が続く。両者の音楽性の相違や単なる演出に過ぎない等、所説あるもののこの共演は俗に「喧嘩セッション」と呼ばれている。

▼15 奥野修司『死者の告白――30人に憑依された女性の記録』講談社、二〇二一年。

▼16 奥野修司『看取り先生の遺言――がんで安らかな最期を迎えるために』文藝春秋、二〇一三年。

▼17 ヴィクトール・フランクル（一九〇五 - 一九九七年）。オーストリアの精神科医。ロゴセラピーの提唱者。著書に『夜と霧』、『それでも人生にイエスと言う』等。

▼18 メルトスルーとは、核燃料が剥き出しになり圧力容器の壁を溶かし、穴を開けてしまうこと。

▼19 天河辨財天社は（または天河神社）は、典型的な修験道的神仏山岳信仰宗教の典型的な神社で、古く琵琶山白飯寺とも呼ばれ、中世には興福寺の末寺に属した。そのため、興福寺南円堂には天河弁財天が勧請されて安置されている。詳しくは、柿坂神酒之介・鎌田東二共著『天河大辨財天社の宇宙――神道の未来へ』（春秋社、二〇一八年）を参照されたい。

▼20 ノヴァーリス（一七七二 - 一八〇一年）は『ザイスの学徒』（『ノヴァーリス全集3』池田信雄他訳、沖積舎、二〇〇一年）でこう述べる。「聖典は説明を必要としない。真実に語る者は永遠の生命にみちている」、「詩という芸術が、真に自然を友とする者の最愛の道具となり、自然の霊は、詩のうちに最も明らかに示現したのである」、「自然研究

者と詩人とは、いつも同一の言葉を使うことによって、あたかも同一の種族であるかのように振舞って来た」と。この『ザイスの学徒』は「弟子」と「自然」と題された二つの節を持つ小品であるが、その中に聖なる叡智を体得した「先生」が登場する。この先生は「至るところに散らばっている図形を集めるすべを会得している」老賢者である。先生は子どもの頃から「感官を鍛え、働かせ、充足させようとする衝動に駆られて」たゆまぬ修練を続け、いつしか「先生にはもう何ひとつ孤立したものとは見えなくなった。――先生の感官に知覚されたものはひしめきあい、大いなる多様な形象となった。先生は、聞く、見る、触る、考えるを同時に行なっていたのだ。異郷のものどうしを引き合わせることに、先生は喜びを覚えた。先生には星が人間であったり、人間が星であったり、石が動物であったり、雲が植物であったりした。先生はさまざまな力や現象と戯れることができ、どこでどうしたらいろいろなものが見つかり、呼びだせるかを心得ていた。またみずから弦を弾いては音や旋律を探り出してもいた」。そのような先生の下で、「何事もうまくゆかず」に「いつも悲しそうな顔をしてい」る弟子が、ある時「奇妙な形の見栄えのしない小石」を一つ拾ってきた。先生はその小石を手に取ると子どもに接吻し、涙を浮かべてその小石を「たくさんの石の列が光線のように集結」する「中央の空所」に置いた。するとそこに「聖なる文字」のような全く新しい鮮烈な光景と秩序が出現した。その場にいるみんなが一瞬にしてそれを感じ取った。この老賢者の先生は、「自然と霊との婚姻」を司る叡智を持つ魔術的観念論の詩人哲学者（ノヴァーリスの理想的分身）あったと言える。

▼21
ジッドゥ・クリシュナムルティ（一八九五 - 一九八六年）。主に欧米で活躍したインドの精神的指導者。オルダス・ハックスレー、ヘンリー・ミラー、デヴィッド・ボームなどに影響を与えた。

コラム① 臨床の宗教とカフェデモンク

カフェデモンクマスター　金田諦應

石巻市にある新蛇田復興公営住宅集会所でカフェを開催した。住人は石巻市の仮設住宅から移り住んだ方々だ。三階建てのマンション様式のビルや、一戸建て住宅が建ち並ぶ。約六〇〇戸、石巻最大の復興住宅である。開成仮設住宅、南境仮設住宅、渡波仮設住宅の仮設住宅で出会った人々が、一目会いたいと訪ねてくる。肩を抱き合い、涙を流しながらの再会。

「生き残った事には必ず意味がある、共にその答えを探しながら歩こう」。そう言い続け、瓦礫の中、避難所の片隅、仮設住宅集会所と移動し、やっと復興住宅へとたどり着いた。それは被災された方だけでなく、私にとってもまさに「生と死の狭間」を歩き続けた物語であった。

マグニチュード9・0の巨大地震。その後の大津波。そして多くの人命と財産を奪った後に現れた満天の星空。宇宙は「生と死」「喜怒哀楽」そして「貴方と私」の区別を全て包み込み、美しくそして悲しく輝く。この世の真理の一端が落ちて来たのを感じた。

四十九日の追悼行脚。破壊された海辺を歩く。経文はやがて叫びに変わり、牧師は歌う讃美歌が見つからない。学んできた教義や宗教言語を喪失する。

泥の中を神仏の言葉を探しながら歩いた日々。そして一年後、四十九日と同じ海岸に立って感じた再生の風。「色即是空・空即是色」が回転を始め、諸法のありのままの姿を受け入れている自分がいた。それはまさに信仰の崩壊と再生の物語だった。

生きるということは過去・現在・未来という時間軸と家族・社会・風土という空間軸が仮に「私」と名付けられた結束点の上で展開するかけがえのない物語。人はそれぞれの物語を創造しながら生きている。私達の活動目的は一つ。突然の出来事で破壊され、凍り付いた時間と空間を再び繋ぎ合わせ、共に未来への物語を共に紡ぐことである。

瓦礫の中、仮設住宅集会所に物語を動かす空間を作る。片隅に土地の宗教風土から生まれた小道具たちをさり気なく置く。集会所は公共空間。こちらから差し上げると云うことはしない。ここでは布教と誤解される行為は禁物である。

握り地蔵は奥底にこびり付いた感情を呼び覚まし、位牌の前では命の繋がりを語り出す。風土が危機的状況になった時、風土によって育まれた宗教的資源が凍てついた心を解きほぐす、そういう現場を幾度も経験した。止まっていた時間と空間が次第に動き出す。私たちはそれを丁寧に聴き出し、揺れ動く心情と同期しながら、行きつ戻りつの長い時間を共に歩んだ。

小高い丘の上にある仮設住宅。二〇人ほどが肩を寄せ合って暮らしていた。そこに一人暮らす三〇代の女性は津波で両親と祖母を失う。大きな屋敷も跡形もなく海へと消えた。震災前から父との折り合いが悪く、関係を修復することなくお別れをしてしまったのがとても心残りだと嘆いていた。心を患い、週に一度の病院通い。訪問する度に父への思いを語っていた。ある時「私もう大丈夫」というメールがくる。

「父が大切にしていた花壇。海水を被ってもう花が咲かないと思っていたけど三年目の春にたった一本だけ花が咲いたの。私、それを見た瞬間、父とここで生きていくと決心したの。だから私もう大丈夫」。一本の花が凍り付いた時間軸と空間軸を溶かし、未来への物語が再び動き出したのだ。

初盆の時流した三つの灯籠が、沖で一つの塊となって消えていったのを見て、津波で亡くなった妻・娘・孫が大きな命の輪の中に帰り、三人一緒に暮らしていることを確信した老人。津波で亡くなったおじいちゃんの腕時計を修理し、おじいちゃんが生きる事が出来なかった未来を、共に歩み出すことを決心したおばあちゃん。

人は未来への物語を創造する能力、大きな命の源に繋がる能力を持っている。その能力をひたすら信じ、それぞれの物語が動き出すまでじっと待つ。宗教者には物語が展開していく「場」の創造、その「場」に留まり続ける「耐性」、そして個々の人生に添って創造される物語を受け止めるレンジの広さが要求された。

悟りや救いを饒舌に説くことは宗教・宗派の教義の自己満足になっても、一人一人の救いにはならないのだ。宗教・宗派的な文脈で語られる「救い」ではなく、その人の物語の文脈で語られる「救い」が自然に落ちてくるまでじっと待つことが求められるのだ。

傾聴活動は「自他」の境界線を越える作業である。「場」は悲しみを引き寄せる「磁場」となり、そして「慈場」へと変化する。しかし「慈場」は同時に「悲場」なのだ。「慈悲」は厳しい言葉。切に他を想う心は同じ強さで己に返る。そこから「覚悟」が問われ、その覚悟を支える「戒律」が命の奥から湧き起こる。戒律は授けるのでも受け取るのでもない。切に他を思う心から自噴するのだ。

揺れ動く現場からは、常に自己の信仰が問われ続ける。信仰は問いと答えが循環することによって深まっていく。これが臨床に於ける宗教者の姿だ。

最近一枚の写真が目にとまった。活動を始めたばかりの頃、仮設住宅集会所の中に充満する苦悩の叫びに耐えきれず、思わず外へ逃げ出した私の様子が写し出されている。故岡部健先生が撮った写真である。

この写真を眺めながら、ややもすると成果を求めがちな自分、達成感に満足している自分に気づく。臨床の宗教には「成果・結果」「達成感」などという言葉は存在しないのだ、と自分に言い聞かせる。

仮設住宅では、命であれ、財産であれ、失われた出来事への苦悩に向き合った。復興住宅では震災以後の疲れが病へと移行している。復興住宅の方々は、これからそれぞれ己の死に向き合わなければならないのだ。

カフェデモンクの活動を通して、自分に課した一八か条の言葉をあらためて読み返してみた。

◎社会で起るあらゆる出来事を整理し、理解出来る人
◎その出来事から起こりうる人間の喜怒哀楽をイメージ出来る人
◎その喜怒哀楽から起こりうる人間の心の動きに対処できる人
◎あらゆる土地の歴史・精神風土・信仰・言語を理解できる人
◎あらゆる宗教・信仰の有り様に精通している人
◎あらゆる儀式とその意味について理解し、そして行える人
◎他者の価値観から物事を考えられる人
◎他者が語る物語に虚心に耳を傾けられる人
◎他者の価値観から解決への物語を語れる人
◎自己の信仰に基づき、自己の身体、心の維持についてストイックな人
◎自己と他者の境界線が限りなく透明な人
◎自分自身で現場を見つける能力を持てる人
◎悲しみを引き寄せる力を持っている人
◎風のように現れ、風のように去りその痕跡を残さない人
◎いつも暇げな佇まいをしている人
◎あらゆる業種との間で共同・協調作業が出来る人
◎遥か遠い宇宙の彼方からの視点を持っている人

◎限りなく人間という存在が愛おしい人

世界はいつも苦悩に満ちあふれている。
宗教者には「嵐」が良く似合う。
そして嵐はいつでもどこにでも吹き荒れているのだ。

第2章　インターフェイス・スピリチュアルケアの実践

――インターフェイスの集いII

1　はじめに

鎌田　日本臨床宗教師会が発足したのは、二〇一六年の二月に開催された龍谷大学での大会においてです。ちょうど、その少し前に東北大学で日本臨床宗教師会という会を、どのような英語にするかという最終取り決めをしました。そのときに、「Society for Interfaith Chaplaincy in Japan」という英語名になったんですね。「interfaith」は「インターフェイス」と日本語で言いますけれど、私はこれは日本語でそのまま使ったほうがいいかもしれないと最近よく思うようになりまして、「臨床宗教師」と「インターフェイス」という両方を使いながら考えていくという、この幅はとても大事じゃないかなというふうに思っております。

「インター（inter）」と、「信仰」を表す「フェイス（faith）」というものを二つつなげると、私たちの思考の幅というのが広がる。臨床宗教師って何をするんですかって聞かれても、臨床宗教師は公共空間でうんぬんというのは、なかなか分かりづらいんですよ。でもインターのフェイス、信仰なんですねっていうのは、英語を最近では小学校から学んできていますから、インターフェイスという英語で、そのまま理解するほうが概念として分かりやすい。なので、積極的にインターフェイスという英語と、日本臨床宗教師会の臨床宗教師というのは併用していくというスタンスで、しばらくワーキンググループで議論していただきながら、この「インターフェイスを考える集い」でも、インターフェイスをどう考えるかということを、さらに深めてまいりたいと思います。

2　私が考える「インターフェイス」

2-1　「インターフェイス」とは

窪寺　インターフェイスを考えるということですが、私自身がこのインターフェイスをどのように理解しているかというと、まず第一が、患者さんや利用者さんの尊厳とか信条とか思想を尊重して、ご本人の宗教信仰をいかして魂へのケアを行うこと。中心は魂へのケアということと、宗教的な信仰をいかすということ、その人が持っているもの。第二は公共空間の中で、宗教的なスピリチュアルケアを実践するということ。このことが今日、私がお話しするインターフェイスの定義です。このことをやろうとすると、ケアを受ける対象の方と提供者である宗教者の関係性、そして提供者同士の関係性において次の問題が出てきます。

まず第一番目、患者さんとケア提供者の信条とか思想が異なる場合、提供者の信条とか思想が対象者の信条と異なるために、対象となる患者さんとか利用者さんとの間に誤解が生じたり、不愉快になったり、違和感を感じたり、ストレスを感じたり、場合によってはプレッシャーになってしまう。そういう問題を、このインターフェイスという働きが持っているということですね。

第二番目、提供者同士が違う立場にいると、提供者が集団に属したままで互いに協力し合うとすると、どうしても信条とか信仰とか思想の違いが協力関係の障害になってしまって、協力できない。せっかく協力しようとしているんだけども、できない。

ですから、こういう二つの大きな問題に私たちは突き当たるということです。最初に、その根源にあるものというのは、信条という、フェイスというものが持っている本質に起因するのではないか、というのが今日のお話です。

2-2 「フェイス(faith)」の本質

次に「フェイスの本質」についてです。インターフェイスの働きは、目に見えない神仏だとか神秘的な存在とか、超越的な存在に関わる働きです。これが実は、生き方を選択するときの根拠になってくる。自分が心地よいという思いを持つための関係性と非常に関わってくる。あるいは、その信仰とか信条ということが、生きるときの確かさの実感を与えることになっていきます。

場合によっては信条を持っていると、私はこれで死んでもよいと思うような、そういうことがこの信条という、信仰とかいうものが持っている非常にプラスの面、またはマイナスの面かもしれません。それから信ずるものを持つということは、ある神仏とか絶対的信念などを信ずることで、他の信条とか信仰というものとの間に区別をつけるということですね。場合によっては壁をつくるということですね。自分の信ずる価値観が絶対的な価値観へと、いったん区別をすると、そこに絶対的な価値観に変質していくということが出てきます。そして変質することによって、自分自身を正当化し、他のものを排除するという性格が出てくるということですね。これが信ずるという行為に伴って生まれてくることだと思います。

例えばキリスト教にも、カトリックがありプロテスタントがある、東方教会というのもあります。プロテスタントの中には一〇〇以上の、いわゆる分派、教派があります。そうすると、一つの自分の教派で育った人は、他の人の教派に対して違和感を持ちます。同じキリスト教でありながら。

そして、それに馴染めないとか、あるいは自分の信仰にはならないとか、あるいは違和感を持ってしまう、そういうことが起きてきます。つまり信仰というのは、そういうものを持っているということですね。個人の信仰的な価値観は、客観的に見た場合には相対的なものなんですけれども、信仰を持つと個人はそれを絶対的な価値と思い込んで、他の価値観を軽視する傾向がどうしても出てきます。排他的になる。信ずるということは、その宗教的信条を自分の価値観や精神的活動の根拠にして据えるわけですね。

その後、自分のものに受け入れる、それを大切に据えていきます。

そうすると、どういうことが起きるかというと、生き方の判断基準になります。それから、その価値観が絶対的なものとなっていきますから、他のものはどうしても見劣りすることになりますね。

それから、信ずるということが持っている積極的な価値としては、例えばそれを信ずることによって安心するということが出てきますね。それから、それを信ずることによって間違いのないという確信が得られます。確かさが担保されてくるわけですね。それから迷わなくなる。つまり確かさを確信できて、迷いが消えていくということがあります。これは非常にプラスの面なんですね。ところがマイナスの面もある。どうしても、その信仰に立っていると、自分の価値観が正しいと思い、他のものを排除する、あるいは排他的になる、あるいは非常に独善的になりますね。それから自己正当化しようとしますね。あるいは思想というものを歪曲化しようとする。どうしても自分の中に閉じこもろうとしますからそうなります。

重要なのは、健康な宗教的な感性を持つということだと思います。健康というのは平凡であるかもしれませんけれど、バランスがあるということだと思いますね。それから、健康とは善悪などの倫理性とは必ずしも一致しない。必ずしも健康だからといって、それが善とは限らない。倫理的とは限らない。しかし、倫理を逸すると健康を害するということはあると思います。そういう面を持っているということですね。

それで、インターフェイスの働きに関わる提供者に求められることがある。

つまりインターフェイスでは、他者の信仰とか信条とか思想を尊敬するということですね、敬うということ。それを失わないということですね。他者への尊敬は、自分自身をある意味で慎むということだと思います。自分の考えを慎むということ。

2-3「多宗教」のプラットフォームとしての「インターフェイス」

インターフェイスという概念は、多宗教の人が互いに理解し合い協力するプラットフォームになると思います。それは対話の空間になると思います。ただ、このプラットフォームは参加する者の意識次第では、有効となるものにもなりますし、崩壊する危険性を持っている。だから多分私たちは、崩壊する危険性をどこかに意識したのかもしれません。このプラットフォームをもっと有益なものにしようという積極的な考えがあって、こういう会が開かれたのかもしれません。

このプラットフォームは多宗教の対話の有益な機会となります。このプラットフォームを大切にするとき、現代社会における宗教の意味を再発見する機会となるのではないか。つまり、お互いに宗教に少しでも関わっていると、現代社会というものが、やっぱり宗教に対する無関心さっていうものが持っている問題性というものが、社会が非常に持っていると思うんですね。

だから、もっと私たちは協力しなきゃいけない。だけど、そういう意識を持たないと非常に、これがかえって破壊的な意味を持ってくるんだと思います。

そして多宗教の好奇心とか、柔軟性とか寛容性を、やっぱり私たちは持たなければならない。自分だけが正しいとか、こうしなさいとか、ああしなさいとかっていう、それは、やっぱり私たちは慎まなきゃならないと思います。自分の宗教の時代性とか、地域性とか文化性の自覚が求められるのではないでしょうか。私はたまたまクリスチャンになりました、プロテスタントの。だけど、それが持っている時代性というものもある。地域性というものもある。文化性というものもある。

だから、自分が持っている宗教的な信念というのは絶対的ではない。そのことをやっぱり私たちは、意識する必要があると思います。絶対的な信仰とか、宗教で言う絶対的な価値観とか、絶対的な正義というものはないという自覚が私たちに必要なんじゃないでしょうか。この自覚に立つときに、人は他者への尊敬とか自己の慎みが生まれて、協働のプラットフォームを有効に生かす基盤が生まれてくるのではないかと思います。この意識を失うと、互いの信頼関係が崩壊して、そして結局は何も得られないということになるんじゃないかと思います。

私の結論です。それはお互いがこのプラットフォームの中で活躍するためのマナーを、しっかりと私たちが持たないと、それは異なる信条とか思想を持つ他者への思いやりとか配慮とかっていう、そういうマナーですよね。基本的なマナーだと思います。それをしっかりと持っていないと、こうしなさい、ああしなさい、これが正しいんだ、私が信じているものが正しいんだ、となると思います。

私たちが与えられている、このプラットフォームの積極的な面を生かす、そういう勇気が必要だと思います。そうすれば、私たちは宗教者としてお互いに成長することができるんではないか。と同時に、また危険性があるとの認識、意識をお互いに持っていくことが非常に重要なんではないかというふうに思います。私たちの中には、宗教を持っていない人たちもいます。そういう人たちへの配慮もやっぱり必要。そうじゃないと、私たちは傲慢になるんじゃないかと思います。

3 「提供者」間関係のインターフェイス

3-1 私の「インターフェイス」と「チャプレンシー（Chaplaincy）」

谷山 私はケア提供者間のインターフェイスという話をさせていただきます。冒頭に鎌田先生がおっしゃってた、日本臨床宗教師会の英語名ですが、Society for Interfaith Chaplaincy in Japan となってます。

ポイントはインターフェイスという言葉と、チャプレンシーという言葉を使っているということですね。インターフェイスのほうは、布教伝道を目的とする「コンサバティブ・チャプレン（conservative chaplain）」ではないということです。布教伝道を目的としない「インターフェイス・チャプレン（interfaith chaplain）」を使っていて、さまざまな宗教の協力を意図したマルチフェイス（multi-faith）とかインターレリジャス（inter-religious）の意味も含まれています。そしてチャプレンシーですが、これは前回の「第一回集い」第1章の中で、島薗先生がおっしゃっていたことですが、この日本臨床宗教師会は宗教者だけの集まりではなくて、それを支援する大学関係者とか医療者もいるわけですね。そうすることによって、むしろ公共性を担保しやすくなるのではないかと、そういった意図がこの名前には含まれています。

冒頭に言いましたように、私は、前回小西さんが提示された二つのインターフェイスのうち、二番目の「提供者‐提供者」の話を今日は中心にさせていただきます。

3-2　私の「インターフェイス」

谷山　まず、個人的な経験を先にシェアしたいと思います。

私の実家は真宗大谷派のお寺で、うちの宗派では満九歳で得度できます。数え一〇歳ということです。私は三男なので、自分がお寺を継ぐことを一切考えていなかったということもありますが、真宗のことを詳しく勉強してきたわけではなくても、知らず知らずに、いろんなことが耳に入っているようです。

大学生になった頃には神祇不拝という、要するに神社に拝みに行かないということを自分でも実践していました。境内に入っても、お祈りをしないというようなことですね。一方で、たまたま知り合ったプロテスタントの信者であるお医者さんが月一回、家庭集会を開いてらっしゃったんですね。聖書を読む会に参加していました。矛盾していますよね。それで、ちょっとやりすぎだなっていうところに自分でも気付きました。

今でも、他者のために神社でお守りを求めることはありますが、自分のためにはしません。でも、神様に挨拶をしています。他の宗教施設でも同じようにしています。それから、キリスト教の集会に参加するときに、私は自分もそのお祈りを理解して賛同したときにはアーメンと、言ってます。全然、意味が分からないときには言わないですね。

大学院では、バングラデシュの仏教徒の調査をしていたんですが、ここでも非常に面白いインターフェイスの経験がありました。イスラム教徒が非常に多い国で、ヒンドゥー教徒、それから、ほんのちょっと仏教徒とキリスト教徒がいるという国です。調査を手伝ってくれた、ある仏教徒の人がこんなことを言ってました。「私たちは人を宗教で評価をしているわけじゃない」と。「どんな信仰を持っていても、仏教徒だから尊敬するとか、イスラム教徒だから嫌うとか、そんなことは全くなくて、どんな宗教的な背景があったとしても尊敬できる人は尊敬するんだ」、ということをおっしゃってました。とても素晴らしいなと思いました。

もうひとつ、これも大変素晴らしい習慣だなと思ったんですが、バングラデシュでは名前を聞くと宗教が分かるんですね。挨拶をするときに、相手の宗教に合わせて挨拶をしていました。つまり、仏教徒がイスラム教徒に対して「アッサラーム・アレイクム」という挨拶をして、イスラム教徒が他の宗教の人たちに対して「ノモシュカール」と言う。▼1 これも、とても素晴らしいことだなと思いました。

ちょっと横道にそれますが、前回、日本的っていう話が出てきたので、ちょっとだけ触れておこうと思います。

そもそもインドとかバングラデシュでは、宗教の話はすごく普通です。日常的な会話なんですね。だけど日本では全然そういう話をしない。宗教と政治はタブーだって言われますよね。日本では、宗教に対して無知な人が非常に多いですね。ここに集まっている人たちは宗教に関心のある人たちばっかりなので、いろんなことをご存じだと思いますけど、やっぱり一般の方、知らない方が非常に多いですよね。そもそも「宗教」という言葉自体の多義性があります。宗教という言葉そのものは、宗教一般、つまり、「いろんな宗教がありますよね」という意味合いで使うこともあれば、ほぼカルトと同じ意味で使うこともあって、人によって違うということもあります。

良い面としては、もしかしたら八百万の神々というのを基礎にしているからか分かりませんけども、宗教対立が表立って出てくるということは、日本ではあまりないな、と思うところはあります。

閑話休題。インターフェイス経験の続きですけども、私は昔、長岡西病院ビハーラ病棟で働いておりました。日蓮宗の患者さんにお会いしたときに、果たして自分は「南無妙法蓮華経」を唱えられるかどうかと思って練習をしたことがあります。初めは抵抗がありましたが、練習をしたら唱えられるようになりました。

エホバの証人の元信者さんとの会話でも学びがありました。仏教でも宗派によって違いがあるんですけど、死のケガレを気にする仏教徒の方もいました。浄土真宗はあまり、そこを気にしないほうなんですけども、同じ仏教でも違うんだなということを経験しています。

臨床スピリチュアルケア協会について。実は今日の登壇者全員が初期メンバーなんですね。あとから登場する伊藤高章さんと、窪寺さんと鍋島さんの四人で始めたんですね。今や無宗教の人もいれば、世界救世教の信者さんも運営に関わっています。ここは本当にフラットな関係性を築いているなと思います。それから、心の相談室での電話相談の中で、宗教協力をしましたというのは論文になっていますので興味のある方は、これオンラインでダウンロードできますから、探してみてください。臨床宗教師研修では、本当にさまざまな宗教者と出会って、私自身、非常に豊かな経験をしております。

3-3　私のビリーフはどうなっているの？(Belief)

「私のビリーフはどうなっているの？」という話をします。ここはあえてフェイスではなくて、ビリーフを使います。私の信仰はもちろん浄土真宗ですけど、大学で初期仏教の研究をして、パーリ語の文献を読んでいたために、その影響はかなり強く受けていますし、今まで出会ったさまざまな宗教からも影響を受けています。

ある意味保守的な、教義上の考え方は理解はしていますけども実践しているかというと、だいぶ怪しいとは思っています。そして、私は原理主義は昔から嫌いです。いわば私は「谷山教」だというふうに自分で理解をしております。だから何だって言われても困りますけども、真宗大谷派から文句を言われたら、じゃあ破門してくださいというだけの話なんですけども。知的好奇心としては、昔から宗教に関しては結構興味がありました。高校生の頃から宗教関係の本も読んでいました。それから宗教に限らず、心の琴線に触れるような考え方は吸収したいなと思っていますし、誠実で謙虚な人物との交流は、とてもうれしいと思っている、そういう人間です。

突然ですが、アショーカ王碑文の話をします。紀元前三世紀ぐらいのものですね。アショーカ王は仏教を支持したことでも有名ですね。

でも実際それだけではなくて、当時バラモン教もあればジャイナ教も、それから邪命外道、仏教と、当時のインドでもいろんな宗教がありました。そういう状況の中で、インターフェイスな碑文を残しているということですね。二番目のところだけ読みましょう。「他の宗派を称揚して非難しないように努力することが、より望ましい。それをなす時には、彼らは自己の宗派を増進せしめ、他の宗派を高める。しかし、それを犯す時は、彼らはより多く名声を落とし、また他の宗派にも憎まれる」。非常に簡便に、インターフェイスなことが書かれていますよね。これは大変、驚きでございました。

私自身は他の宗教にどういう印象を持っているかというと、真剣に信仰を追求する姿は非常に美しいと思っております。自分とは違う信仰ですけども、その姿そのものは、とてもきれいなものだなと思っています。

このアショーカ王碑文にあるように、自分の教団ばかり喧伝するような信者さんに会うと、かえって印象が悪くなりますし、他の教団を非難するような方も、やっぱり印象が悪くなるし、逆に自慢を抑制して他の教団を称賛する方に出会うと尊敬したくなると、そういうところがあるわけですね。

3-4　ビリーフを意識化するということ

今日のテーマはインターフェイスですが、私はあえて、ちょっと視点を広げて考えてみようと思っています。「フェイス（教義や信仰）」の違いというのは結構はっきりとしているわけですが、実は「ビリーフ（信念や価値観）」とも非常に深い関係にあるはずですし、さらに表面に出てくるものは多分、「習慣」という形になって出てくるんだと思うんですね。視点を広げて考えてみようとする理由は、自分自身のフェイスとかビリーフっていうのを、どこまで意識できるかが重要だからです。

どちらかというとフェイス、つまり教義とか信仰のほうは言葉にしやすいんですよね。つまり意識化もしやすいんだと思う。私は何々教ですっていうことは、自分たちの教えはこうなっているっていうことは、言語化しやすいわけですよね。もちろんフェイスは、ビリーフに含まれていると思いますが、このビリーフを意識するのは意外と難しいので、臨床宗教師の研修の中でビリーフを意識化する訓練をしてきています。どのように相手に影響を与えるか分かりにくいので、ビリーフ（信念や価値観）という難しいところのほうを意識化することのほうが、よっぽど重要なのではないかと思います。

それが習慣という、具体的な言動、無意識な言動に表れてくるので、その言動から自分のビリーフを掘り出すということが大事なんだと思っています。

小西さんの本に「集団レベルのビリーフ」という言葉があります。個人に対応する際にも自分が影響を受けている集団レベルのビリーフにも、やっぱり注意を払わなければならない。これを無意識にやっているということなんですよね。つまり自分の教団における会議の進め方は、他の教団とは違うんだと思うんですよ。宗教団体の会議の進め方は、一般社会のそれとは多分、異なるんだと思うんですね。

コンプライアンス重視が、今の社会ですからね。だから、うちの教団の当たり前のことが他の集団では違うと、非常識だというふうになるかもしれない。そういう意識を持つことが大事なんだろうと思うんです。だから、フェイスだけじゃなくてビリーフまで広げて考えたほうがいいということなんです。

もう少し具体的には、前回の小西さんの話にもあったように、押し付けないというのは、今の私たちが生きている自由主義社会の基本の倫理ですよね。その押し付けの中には例えば、臆測に基づく行為の押し付け、不正確な理解や誤解の押し付けとか、といったものも含まれています。

これは臨床の現場だけではない、いろんなところで起こることだと思います。実際、今の社会は正確な情報とか根拠に基づく意見じゃないと、簡単に指弾されるわけですね。テレビとかメディアを見ていれば、そういうことははっきりとしています。だから、自分が言っていることが、どこに根拠があるのかということまで、やっぱり意識したほうがいいということですよね。

最後に、良好なインターフェイス関係を構築するためには、フェイスだけじゃなくてビリーフまで意識化して、もちろんビリーフ自由が理想です。とはいえ私たちは不完全な人間ばかりなので、なかなか完璧にはできないので、ここはやっぱりお互いに寛容にならねばならないとは思います。そのためには自分の習慣、つまり他者関係における言動を客観視するように努めて、時にそれを振り返り、謙虚に学ぶ姿勢が期待されます。自戒を込めて言っております。ご静聴ありがとうございました。

4　なぜインターフェイスが必要なのか

4-1　私の個人史——在日コリアンとして

申　前のお二人は私のスピリチュアルケアの導き手と申しましょうか、の先生がたでして、きちっとお話をしていただきましたが、私のやり方はどちらかというと対象者として、どんなふうに感じてきたかということになると思います。

個人史がえらく長いなっていうふうに思われるかもしれませんけれども、実はそれは、今の若い方たちはあまり学校で日本の現代史を学んでいませんし、歴史っていうのはヒストリー

(history)ですから強いものの歴史ですけれども、ハーストリー(herstory)ですね、隅に追いやられたものの歴史っていうことを、私の生い立ち、今に至るまでのことを紹介することで、それを知っていただきたいのと、なぜインターフェイスが必要なのかの理解のためということで、お話を準備しました。ごく簡単にまいります。

日本の北海道は小樽で在日コリアンの二世の娘、長女として生まれますが私は三世ですね。大変、子煩悩な両親と言うんでしょうか。父は特にそうでしたけども、急病死しまして、私が一〇歳のときに住み慣れた所を離れなければならない。で、母子家庭になって遠い親戚を頼って大阪へまいったのですね。日本の、朝鮮を併合していた三六年間の間は日本人でしたから、私は一〇歳まで日本人として生まれ育ったのですけども、その後敗戦になって、それからサンフランシスコ条約で、外国人とされちゃったのですね。だから一切、日本人としての何かを保証されることはなくなったのです。

これも長くなりますので端折りますと、在日コリアンであること、母子家庭となったこと、女性であること、あるいは私は四代目のキリスト者ですから、これは日本でも少数ですよね。そういうような状況でもって、とても美しい小樽という街から大阪、生野区ですね。当時の生野区は今とは違いますね。汚いゴミが、新聞紙が舞っていて、大変な地域に移ったときのカルチャーショックっていうものは大変でした。

そこで教会には連なっていましたけれども、朝鮮が解放されましたから、いろんなところにハングルが貼ってありますね。解放万歳とか、いろいろな。それを見た誰かが、なんやあれでも字か、と蔑むような言葉を言ったのですけど、それ言ってたのが牧師の息子だったのですね。教会も宗教も、決して居心地のいいものではないというふうに感じ始めました。

　これがちょっと古い写真ですけど、これは私が二歳半ぐらいの時のものです。父が右側、おじいさんとおばあさんの間に挟まっているのが父の下の弟、学徒動員の出発前の写真です。結局は戦争に行かなくて、日本が戦争に負けたということになりました。後ろが母です。

　韓国の国花はムグンファ（無窮花）って言うんですね。ムキュウカっていうのが本当の名前で、ムキュウゲが変化してムクゲになっていったと言われてます。桜は一週間、美しく咲いて潔く散ります。そういう性質のものです。こちらのほうは一〇月まで、七月ぐらいから咲いては落ちて、落ちてはまた咲いて、という性質のものです。抵抗の象徴のような花ですね。これが国花です。

　私の中には母親が二人いるようなもので、日本で育ってますから日本的なもの、桜も大好きですけども、後でムグンファっていう花が国花だっていうことと歴史を知って、悲しい。大体、中国に押されているかのような地理にある半島ですし、日本からは海を隔ててやられちゃっているというのは、悲しい、自分がそういうところのルーツを持ってるっていうこと。でも懐かしい歌、「ふるさと」。「兎追いしかの山」。それを歌って私は胸がキュンとなります。

　北海道の小樽という美しい自然の中で育ちました。で、大阪の生野区に行って、コリアンであるっていうことの、いろんなことが分かってきたときに、一〇代の後半ぐらいに、「故郷の春」っていうんですよ、韓国の歌。こういう歌もあって、両方とも私は胸がキュンとするんですね。

それで、映画『サウンド・オブ・ミュージック』の中で出会ったエーデルワイスの歌ですね。“Edelweiss, edelweiss …”っていう、あの歌ですけれども、これはすごく私にとって胸をキュンとさせるのではなくて、「そうなんだ」って納得させられる感じのもの。最後のBless my homeland forever。ホームランドっていうときに、私は韓国でも日本でもありませんけれども、本当の私たちのホームランドはフォーエバーであるという。だから、これを歌ってバランスとっているような、そんな心情です。

生野区の背景っていうことを言いましたけども、本当にその中で、真理とは何かっていうこ

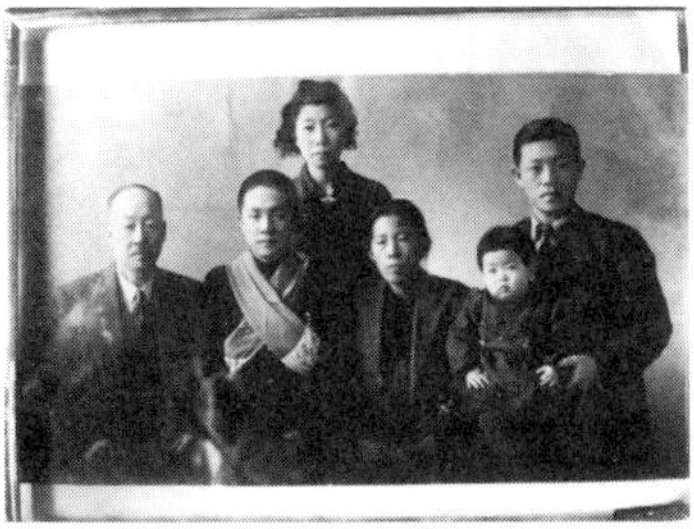
学徒出陣の直前の叔父を囲んで

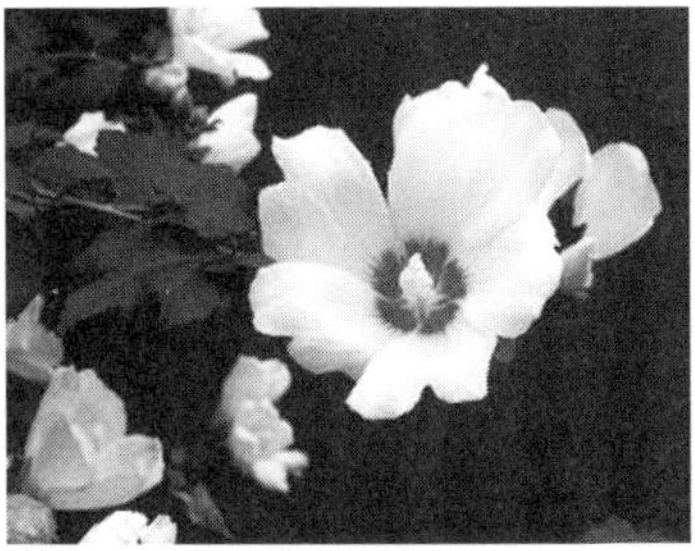
韓国の国花、木槿（無窮花ムグンファ）

とですね。ディッケンズの『二都物語』という映画を見ましたときに、そうなんだ、私は二つの国の橋渡しの役割を担って生きようと、そういうふうに感じていました。一四歳で、プロテスタントの教会で受洗をいたします。後で、死と生について生と死について考える職業に就いたのは、この延長線上にあったのかもしれないというふうに思っています。生野区について知りたい方、一九六〇年代の優れた写真集、曺さんっていう人が書いています。私が一〇歳から育った生野区について知りたい方は一九六〇年代の生野区の猪飼野を撮った優れた写真集、曺智鉉さん作の『猪飼野』がありますのでご覧ください。

4-2 牧師として、そして社会の中での活動

その後、真理の追究をしたいためにとにかく東京神学大学という所に進みます。大阪の生野区を、脱出したかったんですね、あまりにも息苦しい所でしたから。

その大学生時代に、母はがんを発症しますし、弟は統合失調症です。幸いなことに教団と教団、つまり在日大韓基督教会とカナダの長老派教会の女性会の奨学金で、私はカナダに留学をします。その前に、母国訪問、母国なのか祖国なのか本当にどういってよいのか分かりませんが、ルーツのある韓国にも行っています。そうした中、上の弟は統合失調症、下の弟からは自殺したいっていう手紙もらって、私はカナダで心因反応を起こします。それも一回でなくて、日本に帰ってもいろいろな形で出てくるということが起きました。

それから三〇代で結婚して、二児を与えられ、最初の子は四四時間で亡くなりました。夫と共に日本中いろいろなところで働きました。

それから在日大韓キリスト教会の中の女性会全国連合会の総務に選ばれて、女性の人権闘争をしてきました。教団内では女性の按手は認められていませんから、それと闘いまして、今は女性の牧師も長老もいるのですけど、申英子が教団を出たが故に、その後の人に道が開かれたというようなことですね。それから、韓国の民主化運動の支援もやってきました。横浜で、同胞で、とても私を慕ってた人のすごい裏切りなどいろいろなことがありまして、今度は横浜から大阪に移ってきたのですね。

大阪で開拓伝道を始めましたけども、在日コリアンの中には心理的にメンタルに、とても支障をきたしている人が、うちの家庭を見ても、やられた女性を見ても、大変だなと思って心理学の勉強を始めました。始めるとやはり、自分の家の問題も見えてきました。

六〇代になって学びをはじめました。これは大きかったです。大阪高等裁判所で指紋押捺拒否裁判の証言にも二回立ちました。そこでの経験を弁護士とともに書いた『闇から光へ――同化政策と闘った指紋押捺拒否裁判』（申英子・能野勝之著、社会評論社、二〇〇七年）という本も出しています。

4-3　スピリチュアルケアとの出会い

そして人権とか、そういった社会問題にこれ以上深く関わることを止め、もっと心の問題に入ろうとした時に、臨床スピリチュアルケア協会（PASCH）との出会いがありました。窪寺先生、谷山先生、伊藤先生と、知り合いになって助けられてきたということです。

その間にまた、サイコセラピーの資格も取りました。先の本の出版後の今もヘイトスピーチがあちこちにあります。まだ日本は、決して住みよい所にはなっていないのです。

また、生まれたときからこれまで、数多くの喪失を経験しました。特に母の生育歴を振り返る中で、母が大黒柱の父を失うなど、大変な人生を送ってきたから私にきつく当たったのだな、ということも分かってきました。それから女性と民族、宿命、運命、使命について考えてみますと、女性は宿命ですね。それで民族は在日コリアンとしての運命、宗教はキリスト教。そこには使命を持っているでしょうか。

最後の植民地は女性であるというようなことが書かれた本がありますけれども、それからだいぶ時が経ったので今は全て解消されているかと言ったら、そうではないですね。「正常」と「非正常」とは一体何か。聖書の中では「最も小さいものの中に、神やイエス・キリストの神性が現れる」と言いますが、この「正常」と「非正常」とは一体何だろうということを、いつも考えさせられています。

次に「インターフェイス」について。「インターナショナル」が「国際的」で、国と国がすり合わされるということなので、「インターフェイス」ならば「信際」、少し変な言葉ですけども、信仰と信仰がすり合わさる、ということなのかなと思います。

私がこれまでの人生の中での苦しみを、どのように解決してきたかを考えてみますと、それ

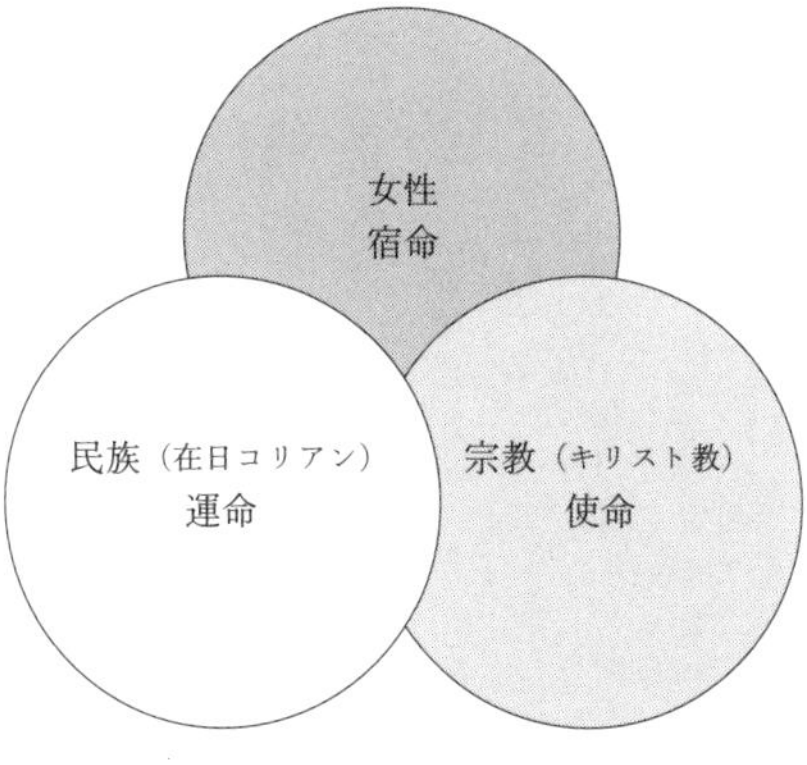

は私にとってのスピリチュアルケアであったと思います。私にとっての苦しみとは、女性としてのこと、あるいは民族の葛藤のこと。二人の母、つまり二つの母国、日本と韓国。韓国は分断国家で、今日も昨日もミサイルの話が出ておりますが、どうして北朝鮮があのような態度に出ているのだろうかということの理解なしには、「ただの変な国」となってしまうのですけれども、そうしたことは、今でも引きずっています。

恨《ハン》について、時間がありませんから今日は申しません。「二人の母」の間で育って、いろいろ関係を持つということは、どういうことなのか、ということを考えて、ユング心理学[2]からトランスパーソナル心理学[3]まで追究しました。

スピリチュアルケアがどのようなものかについては、皆さまはご存知かと思います。私は今、キリスト教教会の牧師をしながら、その中でマインドフルネス瞑想であるとか、静坐法——宗教と関係のない、岡田虎二郎という方が九〇年前に始めた、座布団一つあればできるもの

――をやっています。

それから、これは当たり前ですけども、家庭のことも全てこなしつつ、市民講座において、死生観や「今ここに生きること」の大切さなどについてお話しさせていただいています。サイコセラピスト、カウンセラーとしても活動しています。それから「心なごむ会」というのは日本基督教団大阪の教区の中にある学習会ですが、「心病む友と共に」ということで様々な「生きづらさ」を抱えている方たちと、三〇年ぐらいお付き合いしてます。

4-4 私にとっての「インターフェイス」

申 「私にとってのインターフェイス」ということに関わってくる事柄ですが、私は牧師ですから、クリスマスもイースターも宗教改革の日も、特に気を付けてメッセージを語ります。

私は毎日がクリスマス、毎日がイースター、クリスマスといったら楽しいことのようですが、実際には、汚くて危なくて、どうしようもないような所でイエスが生まれた、そこから始まったクリスマスということですね。プロセスが大事ですので。それから復活祭、イースター。今年は先日九日でしたが、それも本当に苦難を受け、そして復活した、ということです。

復活と言っても、腐った魚が生き返ったということではありません。毎日が復活である、ということです。それから、毎日が宗教改革。一〇月三一日、ルターうんぬんということではなく、毎日が、宗教改革として生きねばならない。そのように考えています。人々に対しても、自分に対しても「あなたが自分自身のプロデューサーよ」と言っています。

私が自分で自分自身を受け止めていかねばならない。「愛には直面できないことはない」。これは日本語の聖書ではなくて、その箇所は第一コリントへの手紙一三章七節（NEBニュー・イングリッシュ・バイブル）です。この訳が大好きで、私はしょっちゅう使っています。愛があれば直面できるっていうことは、私のスローガンではないかと思います。

私は結局どうであれ、生きていく上では「インターフェイス」しかないと思っています。キリスト教の教義に対しても、「なぜそのようなものになったのか」との疑いを持つ。「だから窮屈なものになったのではないか」等々。

他宗教については、その教義についてはよく存じ上げませんが、好きな言葉はたくさんあります。「ご縁」であるとか、「道で仏陀に会ったら仏陀を殺せ」という臨済宗の方の言葉は大好きですね。そうしたものから影響を受けています。

結局、人間が問題で、開祖・祖師の教えを説くのではなく、その人たち、彼女、彼らの生き方を生きているかが問題なのではないか、大切なのではないか。もちろん、高い倫理性と愛が伴っていることが条件です。そうした人たちとの出会いを通じて道は開かれるのですが、どこかで固まってしまいますと、生きづらさでいっぱいになってしまいます。

結局、生きづらさで迷っている中で、スピリチュアルケアに出会うことができたからこそ、生きてくることができた。

スピリチュアルケアではインターフェイスは必然ですし、インターフェイスでなければ困るということを私は申し上げたいのです。人と人の交わり、寄り添うことは、同情、シンパシーでは駄目ですね。共感、エンパシーでも駄目なんです。他者の中には共感できないことがたくさんあります。

「インタパシー」ということ。小西達也先生を通して私はアウスバーガーのこの言葉を受け取りました。異他同士間の共感。この概念は納得することができました。これはインターフェイスとも関連してますし、今後、日本にも移民・難民がますます増えてくるだろうとも言われておりますので、これから必要な考え方です。ところが今（註――発言当時）、日本入国管理法の審査基準を厳しくする方向に進んでいる面があり、それに抗議して友人は座り込みの抗議活動をしたりしています。そういうことで、この国にはいっぱい問題があるけど、でも気づいた者、少なくとも宗教者はインターフェイスを実践していくことによって、日本が成長していくということに貢献するのではないかというふうに思っています。以上です。

5　鼎談

5-1　「生き方」の軸

谷山　最初に提案があるんですけど、この三人はパスクの仲間ということもあるので、せめてこの三人の中だけでも先生を使わないで「さん」付けにしていただければと思います。▼4 そもそも、これって窪寺さんが言い出したことなんですよね。

まず、私のほうから印象に残ったことを振り返って、それぞれのお話をお聞きできればなと思っています。最初に、申さんの第一コリント人への手紙のところですよね。愛があれば直面できないことはない、と。これは本当に、申さんの生き方そのものっていう感じもしますけど。

申　大変なことがあったら逃げないことだな、ということをやってきました。

お二人の先生は私の個人的な生活もご存じだと思うんですけど、それで逃げたところで何も解決しないっていうことは、家族の問題だけじゃなくて、その他もあるのですね。その他のことは、入り込まない。距離を置けるのですけど、家族は距離を置けない。その中で距離を取っていくことが、どういうことか。やっぱり、自分をちゃんと受け止めてなかったらできないことで、自分の軸をちゃんと持つ。それが第一で、それがあれば、愛なのか、これは憎しみなのか何なのかって整理しながらやっていくことが大事かなと思います。長くなりました。

谷山　いや。自分の軸って結構、大事だと思うんですけど、でも、その軸がどうなっているかっていうのも、私は大きな違いがあるかなと思ってて、私もバングラデシュの経験の中でも、かなり筋金入りの原理主義者にも会ったことがありますし、その軸で生きていくと押し付けしかできませんよねっという印象です。

申　それは確かに。軸は自分に開かれて他者に開かれて、大いなるものとつながっているか、そこだと思います。

自分の軸っていうのは。だから、一人よがりの軸じゃなくて、自分が本当に安定しているかどうかっていうことは、絶えず、毎日そこをいつも振り返って、さきほど「イースターも毎日だ」と言いましたが、毎日それを繰り返してやっていくことじゃないかなと思っています。自分が自分を受け容れているかどうかっていうのは、自分が何に関心があって、それはビリーフとも関係あるけど、人をうらやんだり憎んだり、そうやっている自分があったら、それは自己受容がちゃんとできてないからだというふうに、私は解釈しています。

5-2 ビリーフの問題

谷山　ありがとうございます。本当に小西さんが言っていることを、そのまま実践されているような印象です。窪寺さんの話の中で思ったのは、私が言ってることに引き寄せている感じがあるんですけど、対象者と提供者の間のインターフェイスっていうことを考えたときに、そもそもビリーフって全員違いますよね。

　フェイスについては、同じことはあるかもしれないけど、細かいことを見てたら同じ人って、ほとんどいないんじゃないかなと思うんですけど、その辺りどう思いますか?

窪寺　そうだと思います。今、フェイスとビリーフを分けてくださいました。小西さんがおっしゃってくださるように、問題はビリーフだと思うんですね。フェイスは、教義だとか宗教の持つ歴史性が絡まってきます。フェイスは多様性があって当然です。しかし、今、ここでの問題は、その個人個人が持っている拠って立つところ、あるいはその人を支えてビリーフに目を注ぐ必要があると思います。小西さんも、谷山さんも、そのことをおっしゃってくださったと思います。私も全く同感です。

私は、自分のビリーフが絶対に正しいとか言えないし、自己正当化は絶対できないと思います。私が信じているものは、時代性や地域性があるからです。私が教えられて信じているものは、宣教師からの影響が、すごく大きいと思うんです。そういう限界性を持っているということを意識しておくことは、非常に重要だと思います。だから、他の人が持っている信仰とか信念とか信条とか、いろんな生き方を、それを認めることが重要です。自分のビリーフの限界を理解しておくことです。自分のビリーフの限界を理解していないと、簡単に他の人のビリーフを裁くんじゃないでしょうかね。

私はこのインターフェイスを議論しようということが生まれたこと自体が、非常にありがたいことだと理解しています。それはお互いの限界や良いところを学び合う機会になるからです。相手の持つビリーフを学ぶことで自分の理解が深まり、成長できるのではないかと思います。インターフェイスの議論を大事にしないと、もったいないんじゃないかっていうふうに思っています。

谷山　ありがとうございます。いつもそうですけど窪寺さん自身がそういう、周りの我々を含む、弟子っていう言い方をしていいかどうかは分かりませんけど、こちらから見ると本当にすごい存在であるにもかかわらず、そういうふうに謙虚な姿勢を見せていただけるのが、本当にありがたく心強いです。

ところで、「裁く」という言葉は、結構クリスチャンの方が、よく使われる言葉ですけど、もうちょっと分かりやすく説明していただいていいですか？

窪寺　自分の価値観で人を見るっていうことだと思いますね。自分の価値観で相手を見るから、どうしても相手を低く見てしまう。

理由は、自分の価値観が正しいと考えるからですね。自分の価値観が絶対的になっている。この点に気を付けることが重要なんですね。人間は誰でも限界の中でしか生きていないと思うんです。私たちが知っていることも小さなことでしかない。だからこそ、例えば親鸞に学ぶこと、日蓮に学ぶことで、私たちを超えた世界が見えるんだと思うんですよね。私はできるだけ多くの人から学ぶためにメニューが多いほうがいいと思っているんですね。

私はキリスト教徒なんですが、プロテスタント（新教）なんだけれども、カトリック（旧教）もあります。一つのことを絶対化すると、思考が狭窄されていきますよね。小さくなっていきますよね。それは、やっぱり気を付けないといけないことですね。

5-3　教義を超えた信仰

谷山　そうですよね。私、窪寺さん、それから、この後出てこられる伊藤さんと出会って、本当にキリスト教の深いところを学ばせてもらったと思っています。

結構、私もいろんなことを吸収しています。さきほどの「裁く」の話に戻すと、仏教でも「増上慢」という言葉がありまして、「自分のほうが立派なんだって思い込んでいるようだけど、周りから見ればそうではない」と指摘されます。そのような慢心に陥ってしまうことは、分からなくはないです。自分だって、そうなってしまうことがあるわけですけど、そういう自分に気付くためには、何が必要なんでしょうね。

窪寺　それは、申さんがおっしゃってくださったと思います。申さんが信じているものがあり、また、それが申さんを捕まえていると思うんですね。申さんを捕まえているものに、申さんは心を委ねている。それが申さんのお話を聞くと慰められるし、すごいと思うし、申さんを捕まえているものがあって、申さんはそれをちゃんと分かっているんですね。

申　分かってはいないんですけど、私がずっとライフヒストリーを申し上げました。

大変な状況でしたけど小さい時から教会につながっていて、クリスマスのたびごとに、私が荒野に立たされて一人でいても、クリスマスを祝えるのか、神様との関係はどうなっているのかっていうようなことを思ったんです。

ですから私は、イエス・キリストは、この地上では男性性として生まれていますけども、イエスは決して自分を神格化したり、自分を何とかせなって絶対言ってないし、聖書をちゃんと読むと、それを否定しています。

どうしてか知らないけども、十字架の血によって、救われるのだったならば私たちの努力はいらないし、私の犯した罪は私たちが自分でつぐなっていかねばならないのにこのいい加減さと贖罪論。というのはこれは本当に、後でできたものです。そういうものが鼻につくのですよ。どうしても。だから父なる神っていうのも、とても、うっと思うんです。私はお父さんとの関係は良かったけど、父によって大変な目にあっている人が、何で神が父なの、何で母は出てこないの、とか、そういう教義が持っているものが窮屈なんですよね。

だから神は無条件の神で、決して偏差値で人を見ないという、そういう確信はいろんなことにあって、神は共にいてくださるっていう確信は培われてきたのかもしれません。

聖書を読んでいくと、これはスピリチュアルケア学会でも言ったのですけども、旧約聖書に、神は、「私はあってあるものだ」（出エジプト記三：一四）って自己宣言をしているけど、それは現在形になってますけど、原語から読むと、未来完了形で、「私はあってあるようなものである」っていうのが、ずっと続いて神自身も動いているんですよね。ダイナミックに。

なのに、神をどこかに備えつけて、それを拝む。拝まない人は信仰がないとかって言って、宗教の在り方そのものが、やっぱりおかしくなっているのではないかなっていうのは、私はキリスト教の中にどっぷりいるから余計に分かりますし、私はいっぱいいっぱい、いじめられてきている。だから聖餐式を、洗礼を受けてない人が受けたら排除するような教団。どこか本当におかしくなってるんですよね。

だから、本当の意味での神に対する信仰は、どういうものなのか。

仏教の方たちのことは、私は分かりませんけども、最近亡くなった神学校の同級生の男性が、いろいろ心悩む人の横に寄り添って仕事していて、彼は北のほうで私は大阪だったんですが、一年にいっぺんクラス会で会って、最後の会話が、「申さん、やっぱりキリスト教に近いのは浄土真宗だね」って言ってきたんです。そういう言い方をしたんですね。

浄土真宗の優しさとか。それで、結果的にキリスト教が裁いたり人に偏差値をつけたりする、そういうふうになっちゃったのには、やっぱり教会の制度とか、そういうもの、ローマがキリスト教を国教にしたときから、おかしくなったというふうに私は思っているのです。

窪寺　今、申さんがおっしゃってくださったことは、非常にユニバーサルで、トランス・フェイスだと思います。教義を超えたところに、個人の信仰があると思います。

そういう生き方っていうのは仏教徒の谷山さんから見ると、どういうふうに映るんでしょうか。それで共感できるものなんでしょうか。あるいは、やっぱり違うよねっていう感じなんでしょうか。教えていただいても……。

谷山　私は多分、仏教徒だからというよりは、仏教を学問として勉強した人間だから、すごく分かるっていうところがあるんですね。仏教では「本当のことは言葉にできない」って言われます。

おそらく、お釈迦様が体得されたことも、イエス様が体得されたことも、それから他の素晴らしい宗教を開いた方が体得されたことも、多分同じなんじゃないかと思うんですよ。それを紀元前後のイスラエルで説明をすると、聖書の言葉のようになっていったり、紀元前五世紀ぐらいのインドの人が語ると、ああいう仏教の形のようなものになっていったり、というだけであって、最初につかんだ、体得された方の経験はおそらく共通しているのではないかなと思っているんです。

ところが、時代を経ていくと、つまり弟子たち、その孫弟子たちになると、最初の人がつかんだものを、言葉で理解しようとするために、おそらくずれてくるんだろうと思うんですよね。それはある意味、人間としてはやむを得ないことだとは思うんですけど、時々またリバイバルする人が現れたりとかするかもしれませんけど、それこそ申さんがおっしゃってた、開祖の教えを説くんじゃなくて、その人生を生きることが大事なんだっておっしゃいました。

本当にその通りだと思うんですよね。教えってやっぱり、どうしても解釈をした人間、つまり、本当はコレ！をつかんでいない人の解釈が入っちゃうと思うんですよ。私、仏教の仏典を研究してきた者なので、やっぱりそういうふうに見えちゃうんですよね。どうも、なんか余計な要素が入り込んでくるんですよ。なので非常に人間っぽい、インドの当時の人たちの差別意識とかいったものも入り込んでいって、なんか人間の手が入ってるなっていう印象はあるので、申さんのおっしゃってること、本当に私も激しく共感しております。

5-4 「ビリーフ自由」

窪寺 今、谷山さんや、申さんがおっしゃってくださったのを聞いていると、こっちが全く防衛線を張らないで、素のまんまで居られる開放感を感じますよね。

ところが、宗教家っていうのは、なんか宗教臭いし、裏に何かあるんじゃないかって思わせちゃう。そう思わせてしまうのは残念です。本物はそう思わせない自由さや真実さがあるんじゃないかと思います。本物が持つ感覚です。今、谷山さんや申さんがおっしゃってくださった原点のところに立つことが重要ですね。

それが小西さんがおっしゃるビリーフ自由っていうことなのかもしれないし、インターフェイスを問題にする意味かと思いますね。

谷山　そうですね。おそらくビリーフ自由っていうのは、本当は多分、理想だと思うんですよね。完璧になるのは相当大変なことだと思うんですけど、それを目指していくということが、今みたいな信仰に関わること、個人的な信仰に関わることにも影響するでしょうし、まわりのケアの臨床の場にも生かされる。まわりの他の宗教者との関係にも生かされる。こういうことなんだろうなと思いますね。

窪寺　素直になれるっていうことは、自然体のままで居ることでしょうね。自分の弱さに気が付くし、自分の足りなさに気付きます。自然に、真実なもの、真理なものを求める気持ちが湧いてきますね。

（一〇秒ほどの沈黙）

谷山　この対談は、対面のほうが楽しかったですね。今の沈黙を実際の対面で味わいたかったですね。どうも、やっぱりオンラインだとシェアできない。

窪寺　さっき、谷山さんがおっしゃった、ビリーフ自由になるのが難しいっていうところが今回の議論の課題なのかなと思うんです。じゃあ、それを具体的にやる方法が次の課題になると感じます。

今、私たちに突き付けられている課題じゃないか。

谷山　そうですよね。実際CPE（臨床牧会教育）は一つの方法ですけど、プログラムがあって、数名の人間が集まらないとできませんからね。一人でも、ある程度はできるし、多分、申さんは、楽しくないほうのクリスマスで実践されているわけですもんね。イースターも結構、苦しいですよね。イースターの直前が。

申　そう。必ず苦しい、人は苦しみを持って生まれてきて、苦しみのない人はいないと思うのですけど、やっぱり、その苦しみを通って本当の幸いに至る。そういうのはクリスマスもイースターもそうですし、宗教改革なんてこれで終わりじゃなくて、終わっちゃったら、そこであぐらかいちゃいますから。全部、動的、ダイナミックなものが信仰ですね。

私の好きな言葉、ある方が言ったんですけど、「あなたが本当に幸せなクリスチャンだったならば、あなたは立派な仏教徒だ」っていう言葉があるのですね。あなたが本当に幸せなクリスチャンだったらですよ、それは立派な仏教徒だと、その反対も言えるんじゃないですか。幸せな仏教徒だったら、立派なクリスチャンじゃないですか。

だから、クリスチャンとか仏教徒っていう、そういうのではなくて、その人の在りようが本当に幸せに生きているのかどうか、それは他者を無視してのルールじゃないですよ。世の中は苦しみがいっぱいだし必ず課題があるけど、そこを乗り越えていって、本当にビリーフからフリーになって行く。そのビリーフが支えにもなるけど、それが足かせになっている宗教者が多いですね。私もその端くれですけれども。それを取っ払ってでも大丈夫だっていうようなものを、私たちは日常の生活の中で、どこかに行って修行をする。一生が修行者だと思ってますけど、宗教者は。

5-5　違いを超えた次元と多様な道

申　でも、その中で苦しみと喜びを絶えず、今ここで体験するかどうか、それにかかっていて、高い倫理性と愛があれば、どの宗教も入り口が違うだけじゃないかなっていうふうに、そういうふうに思えている今です。
　あるいは宗教がなくて無宗教だっていう人でも、高い倫理と愛を持っていたら、それは宗教と言わなくても、何かを達成した人ですね。そういう人に出会っていく面白さがあって、人間っていうことをやっているんじゃないかなと思うんです。

谷山　なるほど。確かに、それ楽しいですよね。第二バチカン公会議で言われた、アノニマス・クリスチャンっていうのも、そういうことですよね。[5] 洗礼は受けてないけど、この宗教を信仰していたりするかもしれないけど、本当の意味のクリスチャンは、どこにでもいるんだという話でしたね。

申　私のは小さな開拓伝道ですし、それこそ、うるさい長老がいっぱいいるわけじゃなくて自由にやっていますから、その出会いの場になっているのですよ。
　だから、毎週の日曜日が楽しいですね。牧師である私の説教（メッセージ）はどうでもいいんですが、その後の分かち合いの中で、クリスチャンでない人も、そうである人も、他の宗教を持っている人も、いろんな人がちょっとだけ集まってますけど、そこで分かち合うんです。
　そしたら、この人の中に生きているものは凄いと、みんながそういうふうに思うもんですから、一番牧師が得しているなと思っています。

谷山　なるほど。きっと、どの宗教にもそういう側面があるんだと思うんですよね。本当に普遍的な、一応その特定の宗教の色はあるけども、本当の、そこで言われているメッセージはそうではなくて、それこそall faith and noneの集いですよね。

どのような信仰を持っている人も、持ってない人にも伝わるような真理というか、教祖さんが本当に伝えたかったことっていうのは、きっとあるんでしょうね。こういうのを、それぞれ追求してシェアできると楽しそうですよね。

先週の火曜日に、スウェーデンのチャプレンさんが六年ぶりかな、仙台に会いに来てくれたんです。彼はルーテル教会の牧師さんで、チャプレンもされているんですけど、牧師になる前から日本で坐禅の修行をしているんですね。そのことが彼のキリスト教の信仰を支えているんだと。

とても謙虚な方で、本当に会ってるだけでうれしくなる、楽しくなるような方なんですけど、聖書からたどり着くところを、禅でちょっと別のルートから到達したんじゃないかなと思うんですけど。

窪寺　ちょっと話がずれるかもしれませんけれども、数年前、インターナショナル・コングレス・オブ・スピリチュアルケア（国際スピリチュアルケア学会大会）が、ニューヨークのユニオン神学校で開かれました。そこに私、行かせてもらったんです。

驚いたことに、もともとはクリスチャンだった人が禅にはまっていて自宅に場所を作った人がいました。そこには、多様な宗教を、いろんな角度から経験をしようとする空気がありまして、自分の宗教の中に閉じこもらないで、いろんなものを学んで真理に到達しようという人がいました。私は非常にうれしいと思ったんですね。

それから、そのときに、ニューヨークにありますセント・サマリタン・ホスピタルというユダヤ教の病院に行きました。チャプレンに会わせてもらったんですが、彼はもともとはユダヤ教で今は禅だと言っていました。私は、びっくりしたんです。ユダヤ教は、すごくがっちりしていて、非常に強い絆で結ばれてるので簡単には他の宗派に変われないと思っていたからです。

私はこのチャプレンとお話ししていて、チャプレン自身がインターフェイスだと感じました。患者さんが多様な宗教を持ち、多様な信念を持ち、いろいろな価値観で生きている社会は、チャプレン自身がインターフェイスであることが必要なのだと感じました。

5-6 安住しない

窪寺 私は聞いたんです。ユダヤ教の家庭は、宗教に対して非常に厳格なんじゃないですか。そのチャプレンの家は、あんまり厳しいユダヤ教じゃなかったと言っていました。

ユダヤ教が変化しているのでしょうね。厳格な人や比較的緩やかなユダヤ教があるでしょう。これは時代の変化と共に幅広い宗教を認めるようになったということでしょう。このチャプレンは、自分は禅に入ったが、一つだけが絶対的だって思ってしまうと、やっぱり自分自身を狭めてしまうんじゃないかというふうに思いますねと言っていました。

インターフェイスを議論できるということは、もっと広い視野で自分の宗教やビリーフを検討してみることだと思います。こういうプラットフォームができたっていうことが、すごく良いことだと思います。

申　こういう語り合いができることはうれしいです。自分の教団とか、教会は別ですけど、教団でこんなことを話したら異端視されるけど、でも行き詰まってる点もあるから、申英子はこんなことをやってるっていうことは、もう堂々と言っていいか、別に宣伝はしてないんですけどね。それをやっていくようにしています。

さっきも話しましたけれども、教会の中でマインドフルネス瞑想や静坐、浄土真宗のお坊さんで、ニューヨークで開教使をやっている人ですけど、静坐の達人ですね。一年間に二回呼びました。そしてZoomで静坐をやっているのですね。そのときに、うちの教会の信徒さんだけじゃなくて、これに関心のある人を私の知り合いで宣伝したら、いらっしゃって、だから、祈るとか静坐をするとか、本当に自分と向き合って、その向き合いがやっぱり、大いなるものとつながっていくのだと思うのです。

今は、そういうことをプロテスタントもやっていかなきゃならないし、もともと伝統を持っている方たちが、それを使っていったら、教義とか狭いものから外れて。私がそうでしたからね。何でここでまた、こんな壁にぶつかるの、おかしいじゃないのと思うことがあったら、そこから追求していけると良いと思います。

けれども、安住したり、これやったら、おまんま食べていけないわと保身的になってたら、おしまいですよね。それはもう、どうでもいいけど、私はこれで行くっていうものがあったら、必ず道は開けるし、良い時代に入っているような気がいたします。

谷山　ありがとうございます。本当に申さんの強さというか、弱さから生まれる強さというか。

申　弱いことをよく知ってるお二人ですから言えました。それと聞いてらっしゃる方に言いますけど、この学びを始めたのは六〇歳過ぎてからだったですからね。早くには、もう苦しみが多くて、なんとか過ごしてきましたけど、こうなのだっていうことが分かったのが、もう六〇過ぎて、本当に仕事ができたのは七〇代で、今、八〇代に突入しましたけど、今が一番いいときだなっていうふうに思ってます。ありがとうございました。

窪寺　素晴らしいですね。

谷山　いいですね。そろそろ終わりにしますけど、どうしても、この三人はキリスト教と浄土真宗で比較的、話しやすい関係でもあるんですよ。いろんな意味で。どうしてもそれ以外の宗教のところに触れようがないというか、その知識がないので、なかなか触れられないっていうところはあるわけなので、また別の機会にそういうのもあったら面白いんじゃないかなと。

本当に、それぞれの宗教の深いところを学び合うような場って、私はとっても楽しいので、またそういう機会があればなと思っております。ではこの時間、これで鼎談は終わります。

司会者　ありがとうございました。お互いに、よく理解し合われているお三人の、非常に静かで落ち着いた、心に染みるような言葉と心のキャッチボールの時間を味わわせていただいたと思います。

6 質疑応答

6-1 「インターフェイス(Inter-face)」と「インターフェイス(Inter-faith)」

伊藤 さっき谷山さんがお話しくださったように、長年にわたって一緒に活動をしてきた仲間ですので、四人でモノローグにならないように配慮し、あえて波風を立てるつもりで質問をさせていただきます。

ご存じの方いらっしゃるかもしれませんが、私はもともとは英国教会の伝統に属するクリスチャンです。大学院ではインドへのイギリスの宣教の勉強をしました。桃山学院という英国教会の宣教師が建てた大学に勤めて、その後、カトリック教会の中のイエズス会が創設した上智大学に勤めて、今は立正佼成会の佼成病院のチャプレンをしています。一人でインターフェイスを渡り歩いているところがあります。そういう意味で、ちょっと波風を立てることができるといいなと思っています。

質問は一つだけです。それをきっかけに少しお話ができればいいなと思っています。皆さんは、今日の出発点を、他の宗教とどう向き合うかとテーマ設定をされました。他の宗教の人とどう向き合うか、自分たちの仲間の中に他の宗教の人がいたら、どうしようかという帰属の問題、何に属しているかというところから話が始まりました。

しかし徐々に、何に属しているかはあまり問題ではないという流れになってきたような気がします。チャプレンシーの仕事の現場を考えたら、そしてそこでやっているのが傾聴という営みだとしたら、帰属を気にしながら傾聴するとか、あの人は何教だ、この人は何派だっていうのを気にしながら傾聴するかと振り返ってみるとか、そういうふうな傾聴はしないのは明らかなように思います。ですから、人と人が顔を合わせる。顔と顔が向き合っちゃう「インターフェイス（inter-face：境界面、向き合うこと）」の場面では、常に「インターフェイス（inter-faith：異なる宗教間の）」なのではないか。つまり、人と人が生に向き合う場では、それぞれの人たちが自分たちのビリーフだとか信条だとかを手放さないと、そもそも傾聴ができないのではないかという気がしています。「インターフェイス（inter-face）」は「インターフェイス（inter-faith）」。

ですから、これは反語的な質問なんですけども、そもそも「インターフェイス（inter-face）／インターフェイス（inter-faith）」ではない傾聴って、あり得るのだろうかっていうのを、皆さんに問いかけたいなと思います。お願いします。

申 私はないと思います。人と人が会うとき、それは取っ払います。取っ払いますというか、それ持ってたら進まない。

谷山 私も鼎談の中でそこ触れてますけど、多分ないんです。万が一あったとしたら、しっかりと完全な洗脳をした集団の二人とかいうのは存在するかもしれないけど、普通はあり得ないです。ということも含めて多分、私はインターフェイスっていう言葉だと、どうしても信仰のところに寄りがちなので、ビリーフの違いを意識したほうが実践的ではないかなというふうには思ってます。

窪寺 そうですね、私もそう思っています。そういう意味では小西さんが提案してくださったビリーフやフリーという概念は、私たちにとっては非常に有効な概念に思いますね。

6-2 「ビリーフ自由」は可能か

伊藤 一方で、そういう意味で言うと、人と人が「インターフェイス（inter-face）」、つまり顔と顔を合わせたときには、小西さんのビリーフ自由という考え方がどうしても必要である、他方、傾聴するときに、自分を全く白紙にすることはできない。

自分が持っているビリーフであるとか、自分の個性であるとかいうものは生かしつつ、誰かの話を聴く。そういう意味では、フリーと言っても手放すのではなくて、さきほどの谷山さんの言い方をすると、ちゃんと自覚して使いこなせるようになって、自分のビリーフを持ち、意識しつつ、相手の話を聞く。対話はそのとき初めて成り立つような気がします。ですから、ビリーフ自由というのは、かなり複雑なプロセスである、という思いを持ってます。皆さんは、どのようにお考えですか？

窪寺 私は、自分が持っているビリーフから完全には解放されないと思うんです。ただ、その障害になっているものを超えるものがあると思っているんですね。

簡単に言えば、愛とか思いやりとかです。他者に対する「ケアの心」があれば、その障害は乗り切れると思ってるんです。「ケアする人」の人間性が非常に大きいんじゃないでしょうか。

谷山 さっきと同じでゼロではないとは思います。もしかしたら、お釈迦様とかイエス様ぐらいの方、つまり、今までの歴史上に一〇〇人とか二〇〇人とかは、もしかしたらそういうことができる人がいたかもしれませんし、今も、もしかしたら、どこかにいらっしゃるかもしれませんけど、普通はそんなことは無理で、そもそも肉体を持ってる以上は、どうしても肉体の影響を受けざるを得ないので、どこまでいっても完璧なビリーフ自由っていうのは難しいと思います。

そういう究極な話をするよりは所詮、人間であるという自覚をもとに、パーフェクトではない人間として、この自分に何ができるんだろう、この自分が他者にどういう影響を与えているんだろう、という意識を持ち続け、リフレクションを続けることが大事なんだろうなと思ってます。

申　私もそう思います。私が提供者になって対象者がいらっしゃったときには、やはり好き嫌いはありますし、誰か会ったときに、この人、私の嫌いなおばさんとそっくりだなとか思っちゃうときがある。

そのときに、それを取っ払って、いや、この人の持っている良いものを受け取っていこうという努力をしています。努力しなくても向き合える人もいますけども、努力しなければ所詮、私もただの人間ですから、そういうものに取り込まれてしまうこともあります。それを取っ払うことは、時たま、やらなければならないことがあるんですけど、でも私の力でやっているのではないんです。

そういう人と出会うことで、Aさんと、Bという私、このABの間に醸し出される何かが、その人にとって良いものを提供するだろうっていう、そういうビリーフは私の中にはあります。

限界を超えた何かが、この出会い八〇億の中で、この一時間この人と会うという今ここが、ちょっとおこがましい言い方すると、永遠の今として使うべく、ここにあるんだなと思います。

伊藤　前、申さんから紹介していただいた、アマルティア・センの『アイデンティティと暴力――運命は幻想である』（勁草書房、二〇一一年）という本があります。人が他の人を帰属で見たときに、初めて人は他者に対して暴力的になれるっていう記述がある。

だから、「インターフェイス（inter-faith）」の状況で、あなたのフェイス（信仰）はこれですね、私のフェイスはこれですねって言ったら、そこには暴力性の気配みたいなものがある。そういう意味で言うと、僕はこれ、カトリックの菊地大司教に教えていただいたんですけれども、裁かない、排除しないっていうのが、すごく大事で、上智のプログラムをやっているときは、〈裁かない、排除しない、でもあなたも私も自分らしくいる〉という三つを、一緒に実現できるように努力しながら傾聴するという教育をしているつもりです。

今日の三人のお話を聞きながら、その思いをますます強くしながら、いろんなことを反省しておりました。

6-3　「同じ釜の飯」

司会者（井川）　伊藤先生、ありがとうございます。私もどうしても一つお聞きしたいことがあります。

ビリーフ自由という考え方は、大変難しいことだと思っています。伊藤さんは、それを自覚しつつ話を聴く、とおっしゃいました。私は今日の話の中で、谷山さんがインターフェイスを拡大する、つまり習慣レベルにまで広げられたら、という話を興味深く聞かせていただきました。

というのも、私は東北大学の臨床宗教師研修の第七期として合宿形式の研修を受け、様々な宗教的背景を持つ人たちと過ごしました。研修を通して経験したことの中で、信念や信仰などビリーフの違いを前提に対話を行ったことも重要でしたが、それ以上に同じ釜の飯を食べたことが大きかったように感じます。つまり、宗教や文化の違いを超えて生活を共にする、その経験こそがインターフェイスの本質だったのではないかということです。そこで、ビリーフという看板を掲げ、信仰の違いに焦点を当てすぎると、途端に対立や排他性が生じてしまう。

皆さんのお話を伺いながら、インターフェイスのプラットフォームの基盤の一つとして、この慣習レベルでの交わりを、今後のスピリチュアルケア教育に整備していくことができるのではないか、と感じました。これについて、登壇者や質問者から、若手に対する示唆としてお答えいただけませんでしょうか。

谷山　多分、習慣に基づいてビリーフを見るっていうのは、臨床宗教師やスピリチュアルケア師のプログラムの中でずっとやってきていることだと思うんですね。多分、これは使い方なんだと思うんですよ。インターフェイスにせよビリーフにせよ、他の人の話なんてしてないですよね。全部、自分の話なわけですよ。

自分の在り方が一番重要であって、肩書で相手を見るっていうこと自体が、もう暴力のスイッチになっちゃってるということですから、それはあくまで自分の話だっていうことですよね、常に。

伊藤　今、井川さんが言ってくれた、同じ釜の飯っていうのが、すごくシンボリックだったんだと思うんですけども、「インターフェイス（inter-faith）」にしろ、僕の言ってる、「インターフェイス（inter-face）」つまり顔と顔を合わせる関係にしろ、それが実現するようなコミュニティを作るというのが、トレーニングのときのとても大事な要素なのではないでしょうか。グループワークは、その空間を無理やりですけど作って、それを味わう。それを味わった人が現場に初めて出ていける。そんな構造をしてるのではないかなという気がしてます。

谷山　これがコロナで三年間できなかったんですよね。

伊藤　インターネットでやりました。

司会者　それでは、これまでの発表、質疑応答などを受けまして、臨床宗教師会監事の島薗進先生に、引き続き総合コメントをお願いいたします。

島薗　はい。今日はとても、しみじみと分かるという感じのお話をいただき、ありがとうございました。申さんのお話が、生涯のことをお話しくださったので、一番記憶に残るお話でした。何度もお会いしてるんだけど、そこまで伺ってなかったなっていうことで、そうか、六〇歳になって変わられたんだっていう。これは、その前に指紋押捺で闘っておられたということで、私もどっちかというと闘うほうなんですけど、という面の共感もあって伺っておりました。

そこから一歩、距離を取る、それとは違う何かを見出そうとされたっていうふうな、心のほうに向かうっていうことをおっしゃって、それでユングからトランスパーソナル心理学までっていうことをおっしゃったんで、あそこまでいかれたんだっていうので、これはかなり大きな旅だったんじゃないかなと思いました。

その背後にはやはり、今日は北海道から横浜から大阪、大阪、横浜でまた大阪でしょうかね。大阪が在日の方たちの一つの拠点でもある。大韓キリスト教会も、やっぱり大阪が非常に重要な場所なんでしょうね。そこの中心に近いところにおられて、しかし、そこを大きく超えていく。

指紋押捺の問題で、すごい闘いをなさって、そこから、しかし信仰という面で大きく、さらに一歩出られたという、そういうお話。その過程でパスク、つまりこのスピリチュアルケアの世界とも関わられているという、そういうことで、そしてその後が、牧師としての活動の中に、これは今、問題になっている所属宗教施設での臨床宗教師の活動というのと、つながってくるようなお話かもしれませんが、だけど保守的なプロテスタントの聖書に忠実な方から見ると、やっぱりなんか気になることはありますかね。そういうことも、ちらっとおっしゃってました。

6-4　再び「ビリーフ自由」について

そういえば、谷山さんも原理主義の人とおっしゃったかと。

この場合の原理主義は、真宗の中のあるいは大谷派の中の原理主義なんでしょうかね。窪寺先生も、キリスト教の神学の伝統とか教会の伝統の中でも独自の立場で頑張ってこられた、頑張ってこられたっていうか、すごい大きなものを切り開いてこられたっていう、それが我々が今、読ませていただいているスピリチュアルケアの古典的な本になってきているという、そういうふうに思います。

これはお三方、伊藤先生もそういうこと、ご経験に近いと思うんですけれども、プロテスタントとか福音派に、もしかしたら近い？　今日は皆さん、仲間の世界だとおっしゃいましたけど、信仰の核心を重視する宗教伝統ですね。これこそプロテスタントだ、キリスト教だと、あるいは、これこそ親鸞聖人の教えだっていう、そういう伝統の中から、そこを超えてこられる。そこにインターフェイスっていうことが深く関わっている。

つまり、現代の宗教思想の新しい次元、あるいは宗教思想というか信仰理解の新しい様態として今、インターフェイスっていうものが理解されていて、それは非常に、私自身はもともと、そういう堅固な伝統の中にいた人間ではないわけですが、堅固な伝統の中にいるということに遠い人から見ると、ある意味では分かりやすい現代の宗教の展開です。

そしてそれは、申さんのお話にありましたように、差別や排除。これは宗教自身がそういうことにも関わっている。他派を排除する、自らこそが正しいという、そういう面があると同時に、民族とか、いろんな意味で人間が持っている自己限定性ですよね。

ジェンダー、女性であることによる排除や差別の経験という、そういうことを通して、我々が今、学び取ってきているもの、世界の宗教も、そういう方向へ、みんな進んでくればいいと思うけど、必ずしもそうではない。むしろ、ビリーフを堅固にすることのほうに向かっている流れもあるんじゃないかと思います。

私は実は宗援連という、宗教者災害支援連絡会という会の代表もしてまして、そこにはいろんな宗教の方たちが、おいでくださるんですが、必ずしも今、ここで考えているような、インターフェイスという立場を意識している方たちではない。ただ、他の宗教の人たちと交流すること自身は、少なくとも嫌ではないというか、そして災害支援というふうな面では、プラスの意味があるねっていうことを理解してくださる、そして行政とか他職種の方たちも協力するときには、そういう立場でしてほしいと、そういうようなことを意識している。宗援連の活動というのはそういうところで行っています。

インターフェイスには、そういう次元もあるんじゃないかなということ、この間もそういうニュアンスで申し上げたんですけれども、この現代の宗教状況の在り方の、ある意味では非常に自由で寛容な在り方、そこにこそ、実は宗教のある意味での現代性があるというふうにも思うんですけれども、それだけかなということも、ちょっと思うということを最後に述べさせていただきたいなと思っております。

これは、ビリーフ自由って本当にあるのかな、というお話を最後にしてくださいました。逆に申先生のおっしゃっていたような、例えば永遠の今ってあるっていうのは、やっぱり信念じゃないでしょうか。そういうふうにおっしゃいましたよね、申さん。我々、やっぱりビリーフを必要としてるんじゃないでしょうか。

申　そういう意味での、そうですね。頭で信じるのではなくて、そう感じることがあるから。

島薗　恐らく、それは窪寺先生や谷山さんも同じようなニュアンスで、あるいは伊藤さんがそういう質問をなさったのも、そういう意味で、また小西さんのテキストにかえると、実はそういうふうに読める。ビリーフ自由っていうことは、ビリーフがなくなってしまうというふうな意味ではない。逆に、ある種の新しい形でビリーフが再生してくるっていうか、そういうふうな形かもしれないんだというふうに思います。

そういう意味で今日のお話、第1章のお話と併せて、改めてインターフェイスということについて考え直す良い機会をいただいたな、というふうに思っております。何か、自分勝手な感想を一〇分もいただいて、お話をして、皆さん、ふーんと思われたと思うんですけど、またそれは、いつか聞かせていただきたいなと思っています。以上で私の話は終わらせていただきます。どうも、ありがとうございました。

6-5 「インターフェイス」を一般化する

小西　本日は、インターフェイス・ケアの非常に基本的なところを丁寧にお話しくださり、また議論してくださり、分かりやすかったのではないかなと思います。

一つ思いましたことは、先ほどの申先生のお話にもございましたが、「インターフェイス」を単に信仰の違いというだけではなく、文化の違い、さらには「違い」一般、いわば「異他性」とどのように向き合うか、というテーマとして捉えますと、またより一般性の高いものになってくるのではないかと思います。本日お聴きくださった皆さまも、特に日本でずっと実践してこられた皆さまにとっては、「違う信仰との出会い」ということ自体がピンと来ない、ということもあったのではないかと思いますが、しかし「違い」といかに向き合っていくか、というテーマとしてお考えいただけたならば、きっと共感いただける面が少なからずあったのではないかと考えております。

6-6　「ビリーフ自由になるべき」とのビリーフからの自由

小西　質疑応答の中で「ビリーフ自由」ということについて若干の誤解があったように思いますので、それについて少しだけ訂正させていただきたく存じます。「ビリーフ自由」というのは、「ビリーフから自由になるべき」というビリーフを持つことではない、ということでございます。

確かに「ビリーフ自由が重要」となりますと、「ビリーフ自由を目指しましょう」という目標を立てることになりがちですが、それでは「ビリーフから自由になるべき」とのビリーフを持つことになってしまう。「ビリーフから自由になるべきである」との新たな「ビリーフ」を持つことになる。しかし逆に、先ほども「ビリーフ自由など無理なのでは？」とのご意見もあったかと思いますが、「ビリーフ自由」とは、「ビリーフ自由など無理である」というビリーフを持つことでもない。

ややこしいですけれどもその辺り、じっくりとお考えいただけますと、ご理解いただけるのではないかと存じます。私はそこが非常に重要なところではないかと思っております。また、先ほど島薗先生もおっしゃられましたけれども、「ビリーフ自由」ということをプロセスとして考えていただいた方がわかりやすい面があるのではないか、という気も致しております。何か固定的な「ビリーフ自由」ともいうべき状態が存在するのだ、と考えてしまうと「そんなの無理だ」となりがちですが、とにかく自分がビリーフに基づいていることに気づいた時には、まず真っさらになったところから、もう一度、現実や自分自身と出会い直してみる。気づいては、「あるがまま」の現実や自分自身と出会い直す。

そうしたプロセスを絶えず繰り返していく。そのようないわば「エンドレスなプロセス」としてお考えいただいた方がわかりやすいのではないか、そのように考えております。

註

▼1 「アッサラーム・アレイクム」は「あなたに平安がありますように」を意味するイスラム教徒共通の挨拶。「ノモシュカール」は「私はあなたに敬意を表します」を意味する、バングラデシュではヒンドゥー教徒、仏教徒、キリスト教徒が使う挨拶で、ヒンディー語「ナマステ」と同様の挨拶。

▼2 ユング心理学とは、フロイトの下で精神分析を学んだスイスの精神科医・心理療法家カール・ユング（一八七五-一九六一年）が提唱した深層心理学のこと。「集合的無意識」や「元型」などの概念で有名。

▼3 トランスパーソナル心理学とは、個人（「パーソナル」）の枠を超えた（「トランス」）意識や体験、自己超越を扱う心理学。一般的にはアブラハム・マズロー（一九〇八-一九七〇年）やスタニスラフ・グロフ（一九三一年-）が

創始者とされ、代表的論者にケン・ウィルバー（一九四九年－）などがいる。

▼4 パスクとはPASCH（Professional Association for Spiritual Care and Health、臨床スピリチュアルケア協会）のこと。日本の臨床スピリチュアルケア推進を目的として、臨床スピリチュアルケア専門職の養成、研究会の実施など、その知識・技術・能力の維持向上に関する活動を行っている。

▼5 アノニマス・クリスチャン（無名のキリスト者）とは、イエズス会の神学者カール・ラーナーの「非キリスト教徒の中に神の恩寵を受けた者がいる」という説に基づき、「キリスト者とみなされる異教徒」を指す。一九六〇年代の第二バチカン公会議に影響を与えた。

コラム② 地域密着とネットワーク――慈愛会の活動

慈愛会スーパーヴィザー　大下大圓

震災から日本臨床宗教師会が発足

二〇一一年の東日本大震災では、多くのスピリチュアルケア専門職が現地で活動した。特に宗教家の活躍がマスコミで報道されることが多くなった。「公共空間でこころのケア」をする臨床宗教師のあり方が契機となり、日本臨床宗教師会が結成（二〇一六年）された。

東北では発災後九か月で九三万人のボランティアが入ったが、二〇二四年一月に起きた「能登地震」では発災後九か月で一三万人のボランティアが報告され（NHK Web）、地域性もあって圧倒的に活動者が少ない現実がある。その背景に能登地方の地域性、交通事情や行政問題、ボランティアネットワークの構築の課題などがあるといわれている。

日本臨床宗教師会は二〇一六年に結成され八年を迎え、今日までで認定臨床宗教師は二一一名（二〇二四年九月八日）である。日本臨床宗教師会は、各地区臨床宗教師会がそれぞれネットワークと形成し、独自の活動を展開してきた。

「慈愛会ひだ」の立ち上げ

高山市でスピリチュアルケアの専門職が集まって、地域密着型の活動を開始した。それが「慈愛会ひだ」である（二〇二三年、https://www.jiaikai-hida.jp/）。

「慈愛会」のコンセプトは仏教やキリスト教の精神を活かしつつも特定の宗教活動ではなく、「スピリチュアルケアのアウトリーチ」を目指す活動をする。あえて商標登録「慈愛会」を取得し、将来は全国型広域ネットワークを目指している。

高山市を拠点とする「慈愛会ひだ」の主な活動計画は「施設・在宅におけるこころのケア、スピリチュアルケア、グリーフケア、公共空間やテントで「こころの休憩室」として相談、傾聴活動、ＡＣＰ（アドバンス・ケア・プランニング）関連活動、災害支援活動（災害時のテント活動・被災者支援活動）、ネットワーク団体との協働活動、ＤＶ被害者、自殺企図がある人に対するシェルター、癒しの場の提供、災害時の広域ネットワーク」である。

またメンバーは重複するが認定臨床宗教師（二名）、認定スピリチュアルケア師（四名）、認定スピリチュアルケアワーカー（五人）を中心として、精神保健福祉士、看護師、保健師、医師、看取り師、心理士など多彩である。「慈愛会」は、まさに心のケアの多職種連携チームなのである。

「慈愛会ひだ」の活動

現在、「慈愛会ひだ」は毎月のテント傾聴活動として「こころの休憩室」を開催しているが、高山市飛騨市などの行政や社会福祉協議会、民間福祉団体、まちづくり協議会などと連携しながら活動を展開している。具体的には「医療機関からの紹介」、「社会福祉協議会の活動協力」、「飛騨市まちの保健室協力」、「NPOとの協働活動」、「地域サロンでのコーディネート」「個別相談」など活動は広がりを見せている。市内の基幹病院からは「がんサロン」の運営を任された。つまり団体(グループ)であることが、行政や組織との連携を生みやすい環境を整えているのである。

二〇二四年一月に発災した能登地震を受けて、「慈愛会ひだ」ではメンバーで話し合って、一月七日の支援物資搬入から始まり、家財道具の片付け作業を実施した。臨床宗教師であっても、傾聴にこだわるのではなく、被災者のニーズ(必要とする思い)は、家財道具の整理である。まずそこに気持ちを向け、被災者がやって欲しいことに寄り添うことが大切だ。

その後、中部臨床宗教師会が動き出した。また阪神淡路大地震のときから立ち上がった被災地NGO協働センター能登七尾市で拠点をおいたことを知った。この団体とはこれまでに一緒に活動した経緯があるので、すぐに連携することができた。非常時に重要なことは、日常でのネットワークである。

この団体とはその後も連携した傾聴カフェ活動を実施中である。能登各地での被災者の語らいは、「損壊家屋に関すること」「家族のこと」「自身の老後のこと」「闘病中の心配」「地域やまちづくりのこと」「仕事や未来のこと」などに及ぶ。時系列的に活動内容は、二月二〇日家財片付け、搬出、五月二八日　家財搬出（七尾市ボランティアセンター）、六月八日　志賀町傾聴カフェ（中部臨床宗教師会共催）、七月二五日七尾市傾聴カフェ、支援物資届け（NGO協働センター共催）、八月四日志賀町傾聴カフェ、支援物資届け（中部臨床宗教師会共催）、一〇月一三日志賀町傾聴カフェ（中部臨床宗教師会共催）、一一月一三日輪島市傾聴カフェ（中部臨床宗教師会共催）、一一月一四日珠洲市被災者寺院見舞）。二〇二五年も継続する予定である。

全国ネットワークの重要性

臨床宗教師、スピリチュアルケア師の活動は、当初は病院や福祉施設と被災地での傾聴活動が中心となっていた。傾聴も大事であるが、じつはそれ以外にも活動は、社会でのよりソーシャルな活動が大切である。つまり日常から、地域にスピリチュアルケアをするグループ（人材）が存在し、社会的周知を得ていることが最も重要なのである。そのためには、個人の活動だけにこだわるのでなく、同じ志をもつ者がグループを編成することがその第一歩なのである。メンバーは臨床宗教師やスピリチュアルケア師にこだわる必要はない。まずは地域密着型の活動を地道に継続することである。そして、他県にまたがる大きな事象やプロジェクト（災害支援、啓発活動など）が必要になったときに、ネットワークの機能を活かした活動につながることが、重要なのである。

いま「慈愛会たんば」「慈愛会さかい」「慈愛会かながわ」「慈愛会なごやん」などが立ち上

がる準備を進めている。今後、スピリチュアルケア専門職の全国的なネットワーク化を図りつつ、リカレント研修などを取り入れる必要を感じている。

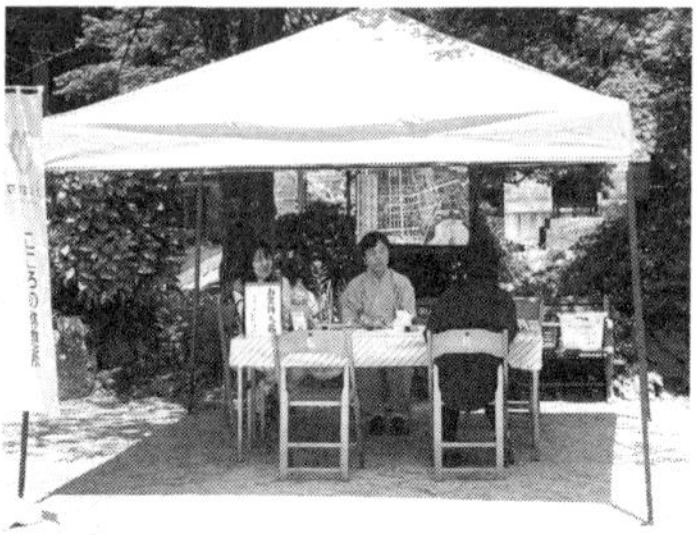

「慈愛会ひだ」の「こころの休憩室」

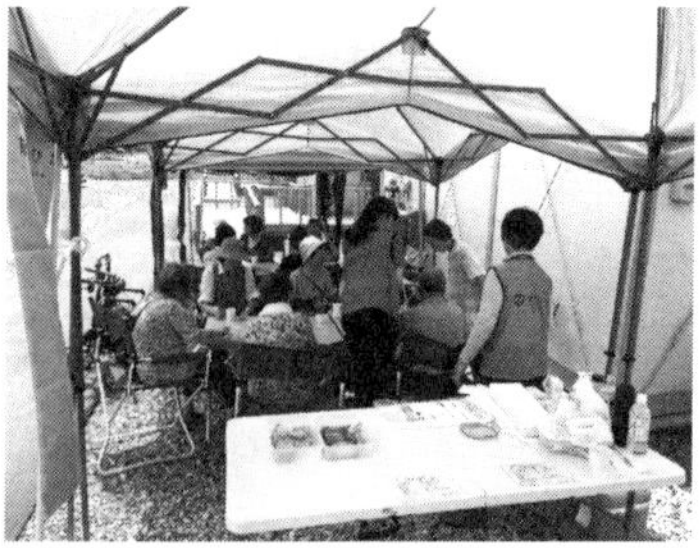
能登仮設住宅でサロン開設

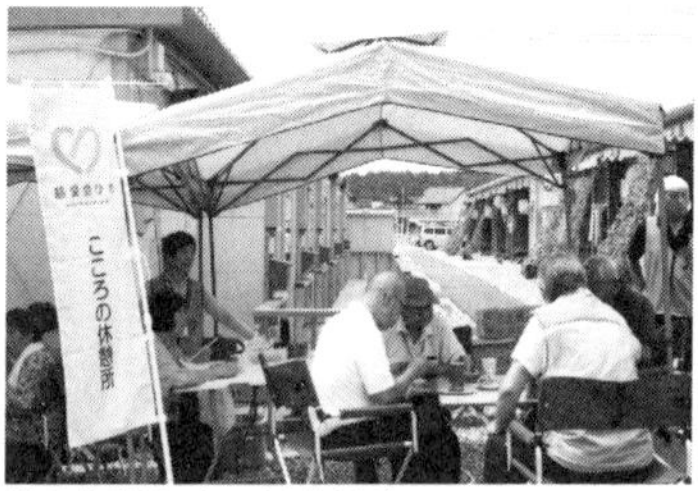

能登仮設住宅で傾聴活動

第3章　臨床宗教師としてのインターフェイスの実践
――「インターフェイスの集い」を振り返っての座談会

1　二回にわたる「インターフェイスの集い」を振り返って

小西　先のシンポジウム（第1−2章）についてのご感想の方はいかがでしょうか？

窪寺　今までの議論でも、自分の立場とか自分の宗教が持つ意味を考える機会になりました。インターフェイスの問題が出てきた背景の中には、ケア対象者とケア提供者の宗教の違いがケアにどんな影響を与えるかという問題があると思います。

そしてそれは宗教の持つ時代性や地域性、風土が関わっていると思います。宗教自体が時代や地域や風土と深い関係を持っていると思います。そのことを意識しないと、自分の宗教だけが正しいとか間違いないと思いがちなのではないか。そういう意味では、私たちが自分の信じている宗教が持っている特殊性だとか時代性等の限界というものをちゃんと意識する、そういうことが必要なのではないかと思っています。そうしたことが前回の議論についての私の感想でした。

2 「インターフェイス」の基本の確認

谷山 まず一回目については、神仏習合的な立場のように、宗教協力もそういう文化的背景があれば比較的容易にできるだろうということ。それから、民間信仰を尊重するといった経験談もお話しされたと思いますけども、それもかなり大事な文脈だろうと思っています。

そして、宗教的な立場を超えた協力や交流がそれぞれの宗教者の学びになるという事例を示していただけたのかなと思っています。そうしたことは、臨床宗教師が日本という文化的な土壌に誕生したということとも関係しているのではないかと思います。

ただ、どちらもポジティブな側面に光が当てられ、限界についての言及は少なかったかなという印象はあります。特に最初に小西さんが提示されたポール・ニッター（Paul Knitter）の四つの類型についての議論は、一回目のシンポジウムではあまりできなかったと思うのですが、それが二回目の方に引き継がれ、枠組みに基づいた議論ができたのではないかと思っています。

小西　まず、インターフェイスについて考える上で基盤となる二つの事柄についてもう一度おさらいさせてください。一つは、臨床宗教師が関わるインターフェイスな関係性には大きく二種類ある、ということでした。

一つ目が、ケア場面でのインターフェイス関係、すなわち「ケア提供者とケア対象者の間のインターフェイスな関係性」です。すなわち、ケア提供者と対象者の宗教的背景が異なる状況での関係性です。

もう一つが「臨床宗教師同士のインターフェイスな関係性」。臨床宗教師会は多様な宗教宗派の背景を持つ会員から構成されており、その会員同士が相互に協力・協働しながら活動していく、その場面でのインターフェイス関係ということもあるわけです。つまり臨床宗教師会の英名は「Society for Interfaith Chaplaincy」となっているのですが、その「Interfaith」には、二つの意味がこめられている。

インターフェイスについて考える上で基盤となるもう一つのポイントは、ポール・ニッターの「宗教間関係類型」ということ。それには四つの類型があるということでした。

第一番目が「Replacement モデル」、日本語では「置換モデル」、すなわち自分の宗教のみが真理であって、他の宗教は自分の宗教に置き換わるべきだという立場。それから、第二番目が「Fulfillment モデル」すなわち「成就モデル」ということで、自分の宗教が最善だけど、他の宗教から学べることもある、と考える立場でした。それから、第三番目が「Mutuality モデル」すなわち「共有モデル」ということで、どの宗教も根本は同じであるというもので、いわゆるジョン・ヒック（John Hick）の「宗教多元主義」もここに含まれる。もう少し具体的に言いますと、どの宗教も対象としている究極的なリアリティは同一だが、その捉え方、捉える側面、表現の仕方が宗教ごとに異なっている、というものです。第四番目が「Acceptanceモデル」すなわち「受容モデル」です。これは各宗教は互いに異なるので、互いにあまり介入せず尊重し合う必要がある、というものでした。これらが、インターフェイスについて考える上での基本的なポイントであったかと思います。

3　インターフェイス・ケアに適した宗教間関係類型とは

小西　初めに、先のポール・ニッターの類型に基づいて考えた場合、インターフェイスな関係性に最も適した類型は果たしてどれなのか、という辺りから始めてまいりたいと思います。

もちろんどれが一番、というよりは、もしかしたらどれかとどれかの間、といったことも含まれてくるかもしれませんけれども、これに関しましては先のシンポジウムにおいて、安井さんから質問用紙で次のようなご意見をいただきました。それは「……物心ついたときから、常に自分と外の世界の接点はインターフェイスであったと感じる身近なテーマである。なので、簡単に共有モデルがよいと言い切れないと思う」「臨床宗教師会の現状を鑑みれば、共通点を見つけましょう、みんな仲良くしましょう的なフェーズにあるのも理解できますし、それが出発点なのかもしれません。でも、いずれは、お互いに違うよね、ということを考えなければならない日が来ると思います」というものです。

これらのご発言につきまして、安井さん、もしよろしければ補足説明いただければと思います。よろしくお願いします。

安井　ありがとうございます。物心ついたときからという話は、私が天理教の教会に生まれ育って、それで周りの人は天理教ではないという状況が……。ほぼそういう状況でしたので、自分が天理教であるということを意識して、つまり他人と違うということを意識しながら大きくなったということについて言及をしております。

それで、他宗教と自分というのは常に意識の中にありました。臨床宗教師になったのもそういう違う信仰を持った方と協力していきたいという気持ちがあったからです。

いざ臨床宗教師になってみて、現状は、やっぱりまだ……。以前、臨床宗教師会が興《おこ》ったきっかけになった東日本大震災であったりとか、その直後は超宗派の協力はもしかしたら頻繁にあったりしたのかもしれないですけれども、私が臨床宗教師になってからのことを考えるとあまり積極的な協力の現場がないと感じています。

コロナ禍でもありましたが、そういうことを感じていたので、このインターフェイスという話を聞いて、私は臨床宗教師会としてもっと協力を、協働をしていこうというきっかけになるのかなっていうことを考えておりました。

ですので、提供者と対象者の関係性で、というよりは、提供者と提供者、臨床宗教師会の中での協力ということを考えてインターフェイスを捉えていました。

その上でのこの発言でして、協力していけるけれども、ただ私が天理教であるということは、他宗教の方と協力をしたいと思う動機でもありますし、それは自分が天理教だから思うことなのかもしれないですし、そうじゃないかもしれないですけれども。そういうことを考えていくと、協力はもちろんするけれども、お互いに違う信仰があるというのは、自然な考え方なのかなというふうに思っております。

そういった意味で共有モデルか受容モデルかということに、二者択一ではないと思うんですけども、どちらかといえば受容モデルのほうに自分は気持ちがあるという、そういった上での発言ということになります。

小西 どうもありがとうございます。一つ教えていただきたいのですが、安井さんの臨床宗教師としてのご活動の中では、他の宗教宗派の方と関わったり、ご一緒に活動される場面というのは、必ずしも多くない、という感じでしょうか?

安井 そうですね。今のところあまりないですね。臨床宗教師として活動しているときは、単独で、例えば訪問看護ステーションでの傾聴の活動ということになるので。関西臨床宗教師会に私は所属しておりますが、そちらではオンラインカフェデモンクがありまして、それで別の宗派の方とも一緒に活動したりということはございます。

小西 特にそれぞれの宗教・宗派の違いについてはあまり触れることなく、オンラインの中で協力し合っている、という感じでしょうか?

安井　そうですね。

小西　もう一点。のちほど他の方からも是非お伺いしたいのですが、安井さんの「いずれはお互いに違うよね、ということを考えなければならない日が来ると思います」とのご発言についてです。

これは臨床宗教師同士の関係性についてのことだと思うのですが、ここでの「違い」というのは必ずしも、お互いを理解し合えないということだけではなくて、もちろんそれぞれの良さとか特徴というものを自覚するという意味合いも含まれているのではないかと思います。それを具体的に意識する場面としては例えばどのようなものがあるのか、あるいはどのようなものが考えられるのか、ということについて少しお伺いできればと思います。

4　「提供者」-「対象者」間のインターフェイス

安井　「協働」ということに関しては、違いはあまり見えてこないと思うんですけども、それがケアということになって、対象者がいてケアをしてる場面になると、私は天理教の安井としてその場にいると思うので。

もちろん信仰的な話をするということはないですけれども、その場面で自分は天理教であることを意識するものかなと感じております。それで協働してる方が、例えば、仏教の方であったりとかキリスト教の方であったりとかした場合に、自分はそうではないっていうことを感じると思うんですね。

うまく表現できないのですが、ケアの対象者の方が「お経を上げてください」と言われたときに、私はやっぱり上げられないと思うんですね。あるいはキリスト教の「祝福をしてください」って言われたら多分私はできないなって思うんです。そういうところの違いは残るのかなと感じております。

小西　どうもありがとうございます。窪寺さん、谷山さん、いかがでしょうか？

谷山　最後におっしゃっていた、「自分では対応できないような宗教的なケア」を依頼されるような場面というのを、どのように捉えているのかが気になりました。

私はそういうことはめったにないのですが、私にとってはある意味面白い、楽しい思い出なんですよね。私は仏教のほかの宗派のお経を上げたり、キリスト教の自由形式のお祈りっぽいものをしたことがあります。

私にとっては、役に立てたということよりは、そういう特殊な経験ができたこと自体が個人的に非常に興味深かったのですが、安井さんにとって、それはどのような経験になるのでしょうか？

安井　実際にお経を上げてください、と言われたら、まずお経を知らない場合には上げられないということがあるわけですけども、そうした場合にそれを準備するかというと、それもまた難しい。難しいというよりも必要性を感じない。お経を上げるのとは異なる形でのケアがあるのかなと思ったりもします。相手の方がどれだけそれを求めておられるかにもよると思います。

谷山　タイミング的にうまく合うかどうかは別として、他の人にお願いできるのであれば、そのほうが相手の方も満足されるでしょうし。

安井　そうですね。私も多分その道を探ると思います。

谷山　でも、そういった場合に、これも想定でしかないのですが、安井さんとしてはどのような気持ちになると思いますか？

安井　多分、そういうことを求めておられることを感じて、この場面においてこの方にとってご自身の信仰が非常に大切であることを理解し、そこに寄り添う、何もできないですけども、谷山さんがおっしゃられる「Not doing, but being」、その場にいること、しかないかなと思っています。

谷山　そうですね。誰かに頼もうにも、その人がその場にはいないかもしれない。以前、ある人からリクエストがあって、ほかの人を呼ぶことができたが、その日はその人がいなくて自分でやらないといけない、ということもあるかもしれないし。

その場にいることが許されてるのであれば、多分「being」ということでしょう。多分それも、こういうありがたい機会に同席させてもらえたというようなことが、うれしい経験になりますね。

小西　窪寺さんいかがですか？

窪寺　はい、ありがとうございます。私の経験でいうと、例えば患者さんの中に私と違う宗教を持っておられたり、違う教派の方がおられました。キリスト教徒なんだけれども、カトリックの方がおられたりしました。

その場合は、カトリックの神父様に来ていただいて助けていただきました。神父様に事情を説明して神父様に来ていただく、ネットワークのコーディネートをしました。仏教徒の方でよく知られた立派な方がおられました。その方と宗教の話をすることはすごく楽しみにしてくださいましたが、ケアは私ではできなかったものですから、お寺の僧侶の先生にお願いして来ていただきました。

これはその方に喜んでいただけました。この経験から臨床宗教師の役割というのは、そういうネットワークを作り、コーディネートする役割があるんじゃないかと思います。

臨床宗教師の主役は患者さんだと思うんですよね。患者さんの利益をどう守るかっていう、患者さんの利益を実現することです。臨床宗教師は患者さんや利用者さんに仕えるサーバント（servant）の役割をさせてもらう人だと思います。そういうスタンスが重要なんではないかと思います。

時々、熱心な宗教団体の人が無断で病院の中に入ってくることがありました。そういう人たちは、非常に熱心な人たちで、患者さんの所に無断で入っていって布教することがありました。こういう場合には、やはりチャプレンの私がお断りするというような働きもしました。これも私たちの役割なのではないかなと思いました。

小西　先ほど仏教の患者さんの事例をお話しくださり、その中で仏教の宗教者あるいはチャプレンのケアを求められた、という内容のことをおっしゃられたと思うのですが、そこではその方は仏教の方に何を求められていらしたのか。例えば仏教について話したかったのか、仏教の儀式が欲しかったのか、とにかく仏教の宗教者のプレゼンスが欲しかったのか。その辺りについての印象を教えていただければと思います。

窪寺　私の感じでは、仏教や宗教についてクリスチャンの窪寺と話すことについては喜んでおられたと思います。

しかし、魂の問題が関わるときには、やっぱり同じ宗教の方のプレゼンスが力を持ってくるんじゃないかと思いました。そういう意味では、その方の宗教を尊重するかがすごく重要なんじゃないかというふうに思いますね。

5　「宗教的ケア」のニーズ

小西　そうですね。お話を伺いながら私自身の米国でのケア実践のことを思い出しておりましたが、その時に一つ気になりましたことは、例えばケア対象者が特定の宗教の信仰をお持ちの場合、もちろんそれはその患者さんの信仰の形態や在り方次第ではあると思うのですが、そのうちの果たしてどのぐらいの方が、ご自身の宗教的な事柄についてお話をされたいのか、ということです。

私自身の経験から致しますと、それはもちろん、相手の方が、私とは宗教が異なるので、自分の宗教の事柄については話せないだろうとお考えになられ、話すことをあきらめる、というケースもあるとは思うのですが、実は多くの方が、ご自身の宗教や信仰については必ずしも積極的にお話しになられない、むしろご自身の人生やそこでの様々な体験について語られることの方が多いような印象を持っているのですが、窪寺さんはその辺りどのような印象をお持ちでしょうか。

窪寺　患者さんの中には、自分が不治の病気で苦しんでいる人、人生に深い後悔をしたりして、宗教にすがりたい人がいます。

また、最後で宗教にすがりたい人もいます。先ほど言った仏教者の方は大学の先生でしたが、人生の最後は学問ではなくて宗教にすがりたい、という思いを持たれたようです。自分の魂を扱ってくれるような人を求めるんじゃないかという印象は持ちます。

小西　その場合にもケア対象者の方は、やはり自身と同じ宗教・宗派の宗教者を求めるのか。例えばクリスチャンの方はクリスチャンの宗教者でないと駄目なのか。私が米国で働いていて感じたのは、実はその点、皆さんあまりこだわりがないのでは、ということなんです。

例外的に、ユダヤ教の患者さんの場合は、「あなたはジューイッシュ・チャプレンか？　そうでないならジューイッシュ・チャプレンを呼んでくれ」ということが多かったのですが。それ以外の場合はほとんどなかった、という印象です。

もちろん私自身の限られた経験の中での印象論でしかないのですが。そしてもちろん、特定の宗教的儀式などの場合には、同じ宗教の宗教者でないと提供できないわけですが。私はそのような印象を持っているのですが、その辺りはいかがお考えでしょうか？

窪寺　私の理解でいうと、もしも最後に求めているものが救済っていうようなことだとすれば、もしもそれが最終的な求めであれば、宗教によって救済の形が違うと思うんですよね。

例えば天理教の救済の形があり、仏教には仏教の救済の形があり、キリスト教にはキリスト教の形があると思うんですね。患者さんがそこに触れるものを求めている時には、その宗派の人がそこにプレゼンスしないといけないんじゃないか、という印象は持ちますね。

6　「提供者」と異なる宗教の「宗教的ケア」をせざるを得ない場面

安井　スピリチュアルケアに関しては、どの宗教宗派の宗教者が提供しても問題ないわけですが、宗教的ケア、谷山さんがおっしゃる狭義の宗教的ケアを、その「宗教的ケア」の宗教と、異なる宗教の宗教者が提供する、というところに抵抗を感じてる、ということでしょうか。

谷山　私も多分ほんとにレアケースだと思うんですよね。日本とアメリカの違いももちろん含めてですが。本当に数えるぐらいしかそうしたケースは経験していないのですが、その宗教の人じゃないとできないような何か、おそらくプレゼンスだと思うんですけど、なんとなくその方にとって居心地がいいものというのがあると思うんですね。

形式ではない、もっと深いところを探っておられるような方であれば、そこにこだわる必要はないと。仏教の言葉を使わせてもらうと、名・色を超えた、形・色を超えた境地[▼1]に立ってるような人、もしくはそれを求めているような人であれば、誰が相手であろうとそれほど気にならない。

逆にそれぐらいの境地の人が相手であれば、プレゼンスで十分になるかもしれないけれども、形・形式を求めるのであれば、実際に儀式するかどうかは別として、そういった形式を伴ったイメージ・雰囲気を求めることはあるだろうなとは思います。

小西　それにしっかり応えるためにどういう形が最善なのか、何が最善なのか、そこに尽きるのかもしれないですね。もちろんケア対象者は、自分と同じ宗教・宗派の宗教者でないと居心地がよくないという場合もあり得るでしょう。

私が米国の病院に勤務している時、もともとカトリック系の病院であったキャンパスに配属された際、「アッシュ・ウェンズデー」という、直訳するならば「灰の水曜日」というカトリックの儀式、つまりチャプレンが言葉を唱えながら、親指に灰の粉を付けて、それを希望者の額に塗布する儀式を提供する日を経験したことがあります。

それは主として医療スタッフに対して提供されるのですが、同僚の、カトリックの神父でもあるベテランのチャプレンから、「これはとても人気のある儀式で、希望者が多く、どうしても人手が足りないので、その儀式の提供を手伝ってくれないか」と頼まれたことがありました。

もちろん勤務する全てのチャプレンは、インターフェイス・チャプレンでもあるわけですが、私は仏教チャプレンでもありましたので、最初は「それはさすがにできません」とお断り申し上げたのですが、しかしそれに対して「どうしてもお願いしたい。何とかできないか。お願いします」と懇願されたことがありました。院内のルール的には問題なかったので、私が提供するか否かは、あとは提供する私自身の信仰や気持ちの問題だけの状況でした。

それでもためらっていましたら、その神父から「祈りの内容で抵抗を感じるところがあったら教えてほしい」と尋ねられ、「『イエス・キリストの名において』というところは、さすがに仏教者は唱えてはいけないと思います」と申し上げたわけです。

すると「では、それはやめて、別のフレーズを一緒に考えよう」と言ってくださって、もう二〇年以上も前なのではっきりとは覚えていないのですが、「キリスト教の『聖霊』という概念は仏教の「仏性」という概念と近いので、「Spirit」という言葉ならいいかもしれない」とか、「『古い自分に死んで新しい自分に甦る』という概念はキリスト教にも仏教にも共通しているように思う」といったことなどを申し上げたところいろいろと思案してくださって、「では「Renew your spirit, and ...」ではどうか?」と提案され、それは私自身の中にも自然に入ってくるものでしたので、また極端に言えば仏教でも成立し得るフレーズでもあったので、「それなら大丈夫だと思います」と申し上げ、「よし、これで行こう」となって、実際にカトリックの信者のスタッフ達にその儀式を提供させていただいたことがあります。

もちろんこれが本当にいいのかどうかというのは難しい面もあるのですが、ケア提供者と対象者の宗教・宗派が異なっている場合でも、そうした特殊な事情がある場合には儀式提供ということもあり得るかもしれないと思いました。

窪寺　日本人の若いカップルは、キリスト教会で結婚式をしたいと願います。あるいは、ホテルでは、牧師でない外国人が司式をしているところもあります。ひどい話です。

でも、片言の日本語で結婚式をしてもらうことのニーズが高いんです。非常に不思議です。これは、若いカップルからするとそれがありがたいと思うんであれば、それをよしとできるのでしょうか。外国人がホテルで結婚式を司式することに対して、地域の牧師から反対が出た事例があります。

小西　それはそうでしょう。

窪寺　おかしな話なんです。牧師から受けるから神様の祝福があるんですね。だから牧師でない人が司式するのは、キリスト教の神学的にはおかしいことです。キリスト教の精神を理解していない人からすれば外国人のほうがいいというのならば、仕方がないのでしょうか。彼らが喜んでおればそれでいいんでしょうか？　悪いんでしょうか？

小西　それは、究極的な問題ではないかと思います。

谷山　やっぱりそれについて意見を持つ人によって変わるんじゃないかなと思うんですよね。今のケースは、私も冗談じゃないと思う側ですけど。

だけど、ある一つの行為に対して宗教的な厳格な立場からは否定されるけども、簡易の立場の人はむしろ歓迎するっていうようなことはあるんだと思うんですよね。多分絶対的にこれはイエスだ、ノーだとは言えないことで、せいぜい言えるのは、神様か仏様が、その視点から見て是とされるか非とされるかっていうぐらいが精一杯ですが。でも、結局そういう話も全部人間がやってることなので、ほんとの意味で是か非かは多分言えないだろうと思うんですよね。

窪寺 だから、小西さんがなさったことは、是も非も決定的な答えはないということでしょうかね。

小西 私は、カトリックの神父さんから「是非!」と依頼を受けたので、そのカトリック神父としての権威を帯びてそのような行為を行ったものと理解致しました。また病院に勤務する全てのチャプレンはインターフェイス・チャプレンとして勤務することを求められているということもあります。

窪寺 はい、そうですね。もう一つ付け加えますと、カトリックの教会は神父がそこにいない場合には、死の間際で最後の終油を信徒が授けることができるようになっているようです。プロテスタントの教会では全くありえないことです。

カトリックの教会は、亡くなる人がいた場合には、牧師でなくても最後の終油ができることになってます。

小西 現場の、信者さんのニーズを満たすことのほうを重視する。逆にプロテスタントのほうがむしろその辺り厳格なのですね。

窪寺 非常にリジットですね。

7　インターフェイス・ケアにおいて「提供者」に求められるもの

小西　実はもう既に次のテーマに入り始めているのですが、第一の「提供者」-「提供者」間のインターフェイスに対して、今度は第二のインターフェイス関係、すなわち「提供者」-「対象者」間のインターフェイス関係についてお話しいただきたく存じます。「提供者」-「対象者」間のインターフェイスは、例えば非常に極端な例としては、クリスチャンや天理教、あるいは仏教のチャプレン、臨床宗教師が、例えばイスラム教の患者さん、ケア対象者の方をケアするということ、もちろん今の日本では日常的にそうした経験をする可能性は非常に少ないでしょうが、それも可能性としてはあり得るわけです。

そうしたケア提供者と異なる信仰を持つケア対象者に対するケアについて。それは先ほどのお話で言いますと、もしケア対象者と同じ宗教・宗派の臨床宗教師の方にお願いできる環境であれば、その方にお願いするというのが一番良いのでしょうけれども、もしそれができない場合。しかもそのケア対象者の方が、宗教・宗派は違っていてもいいから、仏教でもキリスト教でも天理教でもいいから、このイスラム教の私のケアをしてくれないか、ということがあった場合。この辺り、安井さん、いかがでしょうか？　どのようにお考えになりますでしょうか？

安井　今の話の続きにもなってくるのかなと思うんですけども、スピリチュアルケア、要するに宗教的ケアとは区別されるスピリチュアルケアという意味においては、相手がムスリムであろうが私が天理教であろうがあまり気にならないような気がします。それは、傾聴ということで話をお聞きする中で相手の方がどのように世界を見ていたりとか、何を大事にして生きてこられたのかとか、そういったことに目を向けるからかなと思っています。それがたとえ信仰に根ざした考えであったとしても、信仰の違いはそれほど気にならないのかなと感じております。

小西　ありがとうございます。その辺り、窪寺さん・谷山さんはいかがでしょうか？

窪寺　私は対象者との間で最も重要なのは、信頼関係だと思います。どれだけ信頼関係が構築できているのか、要は提供者がどれだけ信頼される存在になっているのかということです。患者さんは私たちチャプレンを試しているように感じます。だから、患者さんはチャプレンである私をどこまで信頼できるかを試しています。問いを投げかけて、どのぐらいのところまで関わろうかと考えています。このチャプレンはどのくらい信頼できる人なのか。患者さんは厳しく私たちに目を向けているように感じるんですね。そのときに患者さんからすると私たちのバックボーンがどこにあるかということはすごく重要なのではないかと思います。ケア提供者が持っているバックボーンがしっかりしていないと、やっぱり患者さんは信頼できないように感じられてしまうように思います。そういう意味では、自分の信仰に非常にしっかり立っていないと患者さんに見抜かれてしまうのではないかと思います。

小西　今おっしゃってくださった言葉のキーワードとして、「バックボーンがしっかりしているか」ということがございましたが、その「バックボーン」というものをどのように考えるか。今のお話では自分自身の信仰というところにバックボーンの本質を見ておられるように理解しました。

個人の信仰の中には、もちろん個別性の次元、すなわちケア提供者が対象者と異なる宗教・宗派の信仰を有している場合には、対象者と異なる要素がその中に含まれてくることになりましょう。しかし同時に、もしかしたらそれを超えるような次元のものもその中に含まれてくるのかな、などと考えながらお話を伺っていたのですが、その辺り、窪寺さんは「バックボーン」が意味するところ、その中身について、どのようにお考えになっていらっしゃるのでしょうか？

窪寺 例えば、その人がキリスト教にどれだけコミットしているのかを見ることが一つです。また、その人がどう人生と関わってきたのかも非常に重要な要素に思います。信仰は人生と、その人がどう関わってきたのかという、深さみたいなものを患者さんが読み取る要素になっていると思います。

私が出会った患者さんの中には、いろいろな方がいました。

困難の中で生き抜いた方もおられました。例えば小学校のみを出られ株屋さんをやっていた方がいました。株で財を成したわけですね。毎日飲んで暮らし、次の日は株が上がっていて儲かっている、という生活をしたようです。その人と話しているとき、その人は「頭のいいやつは駄目だ」とおっしゃいました。それに対して「そうですか。どうしてですか？」と伺ったら「頭のいいやつはほかの人のことがよく分からない」と。

それに対して「では、そういう人はどうしたらいいんですか？」と聞いたら、「そういうやつでも使い道がある」と言うんです。その言葉を聞いたときに、この人はどんなに深い人生を生きてきたのかと驚いたのですね。普通は、小学校ぐらいしか出ていなければ劣等感がいっぱいなのではないかと考えるのですが、その人は全然そんなことはない。「頭のいいやつでも使い道がある」というような言い方ができるのは、人生の荒波を生きてきて、本当に大切なものを摑んだからなのではないか。そういう人から見たら、私などは風で飛んでいくような軽い感じなのではないかと思ったんですね。全然こちらが太刀打ちできない。ですからそういう人に対してケアする上では、わたしたちのバックボーンがとても重要になってくるのではないかという感じを持ちました。

小西　今おっしゃっていただいたことは、ある意味インターフェイスの概念を少し広げて、学歴的なものの違いをいかに超えてケアを提供するか、ということについてお話しくださったように感じたのですが。

窪寺　そうです。

小西　学歴のある方がない方を見下すとか理解できないという場合と、逆に、そうでない方がある方のことを「こいつら駄目だ」とか思う場合と両方あり得るかと思うのですが、そうした異なる者同士の間の関係性、違いの壁を超えた者同士の関係性という意味において……。

窪寺　そう、そういう感じですね。

小西　その違いを超えたケアはいかにしたら実現可能かという、そのために不可欠なものとしてのバックボーンという意味合いなのかな、と理解致しました。

非常に微妙なところなのですが、「人生との向き合い方」ということが、「宗教・宗派の違い」を乗り越えるということにもつながってくるということかと。その辺りもしよろしければ、もう少し窪寺さんからお話しいただけますか？

窪寺　患者さんが私たちに何を求めているのかを考えますと、私は「確かさ」とか、「この人と関わることで本当に心に安らぎが来るのか」とか、「この葛藤から解放されるのか」といったことなのではないかと私は思うんですね。そうすると正に人間と人間が対峙して、宮本武蔵と佐々木小次郎の対決みたいな、本当に生きるか死ぬかという、患者さんに私たちがどう受け止められているのかというところに立たされるように思うんですね。

私の信じている宗教や信じているものにどれだけコミットしているのか。自分の生活が信じているものと関わっているか。患者さんにとっては、ケア提供者の生き方や生き方の根底にある信じるものとの関係が、すごく重要になってくるのではないかと感じるのですね。

谷山　私も今、窪寺さんがおっしゃったことと同じようなことは考えていて、結局、本当にギリギリの状況で、どうにかこちら側が、聞く側が踏ん張っていかなければならない場合もあるわけで。比べるものではないですが、そこでやっぱり信仰があること、自分を支える何かを持っているということはありがたいことだと思うんです。

その場に無力を感じながら、でも、逃げるわけにはいかない場面において、自分自身の支えになるものの一つの代表的なものが信仰だと思うので。

そういう意味では、臨床宗教師の信仰も試される場面がやはりある。恐らくそれは相手の信仰うんぬんとは別の話になってしまうかもしれませんが、でもそれは必要なことだろうと思うんですね。

もう一つ違う信仰の方との関わりの中でも、知的な面で役に立つことが結構あるのではないかとは思うんです。

オールマイティーではないのですが、比較的構造が近い信仰、よく使われるのは浄土真宗とキリスト教であるとか、恐らく世界観の点では天理教も聖書と数多くの共通点があるように思います。そういったある程度理解しやすい宗教同士であれば、相手の方がおっしゃってることの意味をつかみやすくなる、という意味での活用も可能かもしれません。

しかし逆にそれで誤解する可能性もあるわけなので、そこは注意をする必要があります。しかし相手の価値観をこちらの価値観でジャッジしないという基本さえ守っていれば、おそらく大丈夫だと思うんです。そういう意味でほかの信仰をしっかりと持っていらっしゃる方、それを表に出してくる方とお話をするときにも、インターフェイスな姿勢が役に立つことはあるのではないかと思いますね。

8　信仰と世界観

小西　先ほど申し上げたことにもつながるのですが、「信仰」という言葉を使われていて、この言葉もなかなか難しい言葉だなと、私は考えております。例えばキリスト教の「信仰」ということに対して、今、谷山さんが使われたような、仏教者における「信仰」というのは、一体何を指すのか、という辺りについて、是非、谷山さんにお伺いしたいと思いました。

谷山　仏教も非常にバリエーションが豊富で、日本の場合は天台宗という総合仏教的なものから、浄土、法華、禅といった専門仏教的なものに分かれていきました。

浄土と法華はかなり信仰（faith）の面が強いのですが、禅は行（practice）の側面が強いですね。だからその意味では、私とはそこの部分で理解が通わないという実感があります。私は浄土真宗ですが、禅宗の方との対話の中で「ここはどうも簡単に乗り越えられないものがあるぞ」といったものは感じます。

あるいは「他力」と「自力」と言った方が分かりやすいかもしれません。「他力」のほうは、中身は結構複雑ですが、信仰そのものの形はシンプルだと思います。「自力」のほうは、自分自身が超越した存在になることを目指して修行をしていく。

そのときのベースとなる世界観は、おそらくダルマ（法、真理）。ダルマへの信頼が信仰なんじゃないかなと思ってます。ちょっと仏教の話をし過ぎでしょうか。

小西　いえいえ。やはり「真理は個別に宿る」と言いますか、あまり一般論だけで話していても真理に迫れないところがありますので、ここでは仏教を少し掘り下げた方がよろしいのではないかと思います。それで更に掘り下げさせていただきますと、例えばインターフェイスということで言いますと、仏教の中の「他力的仏教」と「自力的仏教」の間のインターフェイス、ということがあるわけですよね。

そうした場合、では、谷山さんが他力的仏教の臨床宗教師で、例えばケア対象者が自力的な仏教の方であったという場合、その違いはどのようにして乗り越えることができると考えますか？

谷山　テーラヴァーダ（上座部仏教）も自力的な仏教のほうに位置するのですが、その研究をしたり調査に出かけていた人間なので、理解はできるんです。ただ、共有が難しいところはあるんですよね。

小西　差し支えなければ、どの辺りが一番違うと思われますか？

谷山　やっぱり一番の違いは、信仰の構造が違うというか、他力系は自分といわゆる「神様のイメージに近い仏」や「仏の世界」があって、それを信じていくという営みだと思うんです。自力系は、自分が仏になっていくプロセスというものがあって、究極はダルマというもので表現されていますが、その世界観そのものを信じている。

　だから、言い方によっては共通点を指摘できるとは思います。他力系のように自分と超越的存在の間に距離があるか、自力系のように自分が生きてる世界全てを（信仰の対象という言い方は微妙ですが）、信じているのかというところの違いではないのかと思ってます。

小西　そうですね。そこは、「リアリティは様々な側面から捉えることが可能だ」とも言えるわけで、ただそのように言ってしまうと、それで議論が終わってしまうのですが、しかしそうした捉え方の違いというのは、身体を持った人間の認識能力の限界と言いますか、私たちが特定の捉え方・認識法でしか物事を考えられないことに起因する違いなのかな、という感じも致します。そのリアリティを具体的なモデルとして表現しようとすると、どちらか一つを選ばざるをえない。あるいはそのモデルを使う人の好みによって分かれてしまい、本来同じものを別の側面から捉えただけなのに、何か違うものを扱っているかのように勘違いして、それが対立の原因になってしまうような。

谷山　ありますよね。今の話に乗っかると、そういったモデルというのは、より多くの人に信仰してもらうための、共有するためのモデル化だと思うのですが、でもモデル化することによって違うもののように見なされてしまう。お互いそういうものだと見なしてしまう。結果的にそれが対立につながるわけです。

けれどもモデルそのものはしょせん、人間が作ったものじゃないですか。だから、真理の側に立てば別にどっちでもいいんじゃないの、ということになると思うわけです。ただ、その話をあまりやりすぎると、宗教多元主義のジョン・ヒックの「ザ・リアリティー」、あるいは（ポール・ニッターの言う）共有モデルのような、「宗教の根本は同じ」という方向に行きがちなので、強調しすぎるのはどうかなとは思います。

宗教を主に仏教を中心に研究対象として見てきた人間としては、「初期のころにそんなに手垢がついていなかったはずなのに、どんどん手垢がついていってしまった」と思えるところがあります。どうしても宗教の中の人為が気になってしまうというか。興味深い点ではあるのですが、そこの部分が気になります。[▼2]

小西　そうですね。どう見えるかは、ある意味それを見る人の認識構造の違い次第、それがどのようになっているか次第であるように思います。

9　宗教が進化する可能性

窪寺　ちょっとお聞きしてもよろしいでしょうか。天理教では、今、谷山さんや小西さんがおっしゃってくださったような自力とか他力といったような枠組みでは捉えないのでしょうか？　私は、新しい宗教、比較的新しい宗教は、古い宗教が持っていなかった新しい発想で宗教というものを興していく、あるいは、救済というものを提示しようとなさっていて、ある意味、宗教の進化というようなことがあって、それは非常に重要なのではないかと思っているのですが、安井さんはその辺り、どうでしょうか？

安井　私が天理教を代表するわけではないという前提でお話をしたいと思います。進化という見方には私は抵抗があるので、進化というよりは違いと申しますか、私の個人的な理解であれば申し上げられると思います。

天理教では、神の働きを大切にしていまして、その働きがなければ天理教の救済として考えられる「陽気ぐらし」（すべての人がお互いに尊敬しあい、助け合う社会、状態）にたどり着かないということもあります。

その一方で、人間も親神の導きによって自分の信仰、信仰と言いますか、自らの努力で「陽気ぐらし」を目指していく、実践していくということが求められています。そういう意味では、神と人間の協働と表現できると考えます。

要するに、どちらかだけだとどちらも片手落ちになってしまうということですね。それは、陽気ぐらしは人間の自由意志というか、心の自由が前提としてあるので、神が人間を強制するわけにはいかないという理解のしかたをしております。

ただ、人間だけでは「陽気ぐらし」にもたどり着かないということもあって天理教が始まったということです。神と人間の相互作用、お互いの協力が必要なのだと理解しています。

小西　天理教の教えについてですが、神と人間の共同・共創ということは、ホワイトヘッドのプロセス哲学に似ている面がありますね[▼3]。

窪寺　私は宗教も進化していくと思っているんです。時代とともに変化していって……。人々の必要に応えていくように変化していく。例えば古いキリスト教だけでは人々の必要に応えられない現実があると考えます。

だから、新興宗教が生まれてくることには必然性があって、その必然性をしっかりと理解すれば、異なる宗教・宗派間でも協働できると思います。

つまり、宗教・宗派の壁を乗り越えることができると思っているんですね。宗教・宗派という枠組みを超えるためには、人間の深みを見ることが必要なのではないかと思うのです。新しい宗教は古い宗教よりも現代性や新しいことへの柔軟性を持っていると考えます。私は新しい宗教の流れに関心と興味と期待感を持っています。谷山さんはいかがでしょうか？　そうした考え方は危険でしょうか？　危険な宗教観でしょうか？

谷山　新しい宗教が社会的な意味で危険だということはあると思うんですよね。たとえば強引な布教活動をしたり、無理やりお金集めをしたり。でもそれは社会的な面についてです。教えの面では、既存の宗教を多少融合したり、全く新しい形のものが生まれたり、その時代に合った形のものが生まれてきても全然おかしくないと思います。

窪寺　おかしくないですものね。

谷山　どの宗教も生まれた時点では新宗教なんですから。

二〇〇〇年前、二五〇〇年前の新宗教が、たまたま日本にも存在しているというだけの話ですので。ただ社会性の面で、適応していると社会が見なしているかどうかというところが、現在の一般的な判断基準になっているような気はします。純粋に教えという意味で、新しいものが出てくることは、とても意味あることだと思うんですね。

窪寺　そうだと思うんですよね。

小西　宗教は時代の要請とともに進化、あるいは進化と言わずに変化と言ってもいいのかもしれないですけれども、そのことを考えた場合に、先ほど谷山さんが「自力」と「他力」という言い方をされ、そうした捉え方の違いは、それらを捉える私たちの枠組みの違いによるのではないか、という話があったわけですけれども、現代は、そうした既存の枠組みを超えた在り方が今まで以上に求められているのではないか、と私は思います。

現代のように、これほど世界中のさまざまな宗教を、一般人の私たちまでが知ることのできる時代というのは、多分人類史上かつてなかったことではないか。そうした中では既存の枠組みを乗り越えていくことがどうしても求められてくる。

　思想的な観点から見た場合にも、現代は伝統的な価値観の限界が主張され、「脱構築」をキーワードとしたポストモダンが主張されたりしていますけれども、先ほど言及したホワイトヘッド哲学に代表されるプロセス哲学は、その上でさらに、単なる「脱構築」ではなく、既存の枠組みをいったん否定したところからの創造性を重視するConstructive Postmodern（建設的ポストモダン）ということを主張しています。▼4

10 鎧《よろい》としてのビリーフ

小西　しかしそれを実践するためには、私たちは既存の物事の見方を超えていく必要がある、既存の見方の制約からいったん自由になる必要がある。
　そして特にインターフェイス・ケアの場面においては、「ビリーフ自由」が必要となるのではないか。なぜかと言いますと、やはり私たちはこれまで自分が生まれ育ってきた中で、さまざまな自分なりの信念、ビリーフを形成し、保持しているからです。果たしてそのビリーフの中に、いわゆる宗教的信仰を含めるかどうかについては、難しい面もあるわけですが、そうしたビリーフからある意味自由にならないと、自分と異なる信仰や価値観を持っている方を理解することは、やはり難しいのではないか。

実際、スピリチュアルケア提供者の教育においては、「ビリーフ自由」を目的とした教育、すなわちグループワークを通じた生育歴の振り返り等が行われている。

それはもともと、アメリカのＣＰＥ（Clinical Pastoral Education）[5]等で行われるようになったものので、そしてその後も今日に至るまでその教育法は提供され続けており、またこのＣＰＥを雛型とした教育が、世界中のチャプレン教育で行われているわけですが、それはやはり、その教育法が有効なものとして認知されているからなのではないかと思います。

少しこの「ビリーフ自由」ということについてご議論いただければと思うのですが、これについてまた安井さんのお言葉をお借りさせていただきますが、安井さんは次のようにおっしゃっています。

「ビリーフ自由の意味についてですが、私は何の制約も受けないという意味ではなく、全ての鎧を脱ぎ捨てるという感覚で捉えています。自分を守るものがないノーガードの状態における魂と魂の邂逅と言ったら私には似合わない表現ですが、そんな感じです」。「ある意味ビリーフというのは鎧の部分に過ぎないように思います。存在ありきという点で実存主義的な考え方かもしれません」。この辺りについて、安井さん、補足説明いただければありがたいです。

安井　はい。これはもしかしたら私がビリーフというものをちゃんと理解していないからだけなのかもしれませんが、傾聴する場面で自分の価値観等のいろいろな思い込みを取り除いて……。取り除くというより、意識してそれを持ち込まないようにすることが求められていると思います。その状態を突き詰めていったときに、果たして何もない状態にたどり着けるのかどうかは分からないのですが、そのようなことがあると思うんですね。

例えば訪問看護ステーションで傾聴の活動をしていると申し上げましたが、たまたま利用者さんの中に天理教の方がおられて、その方と話をした際に、お互いに天理教であることがあまり関係のないようなところまで話が深まっていったことがありました。

そういう場面では、同じ信仰同士であっても信仰が関係なくなる。「生きる」ということにフォーカスする感覚です。その人も余命いくばくもない状況で必死に生きておられて、それでいろんな悩みを抱えておられたり、苦しみを抱えておられました。そうした場面では、自分が天理教であるとか、その立場からどう考えるかとか、そういったことが全然関係なくなってしまう。そうした経験もあったので、そのような書き方になりました。

小西　ありがとうございます。これにつきまして、谷山さん、窪寺さんいかがでございましょうか？

谷山　たとえとして非常に秀逸ですよね。

小西　「鎧」ですか？

谷山　「鎧」のたとえは非常に分かりやすい。しかしそもそもなぜビリーフというものが形成されるかと言ったら、その理由の一つは、おそらく社会で上手に生きていくためだと思うんですね。その意味で「鎧」という表現が非常にぴったりくるなと思いました。

小西　そうですね。すばらしい表現ですね。

谷山　そうなんですよね。でもそれを、ちゃんと剝ぎ取ることができるのか。それは私たちの課題なんですけれど。でも、確かに「鎧」が自覚できなければ外すこともできない。ですからそういう意味では、このたとえは非常にぴったりだと思います。

小西　窪寺さん、いかがでしょうか。

窪寺　私も大変納得しました。

ただ、「鎧としてのビリーフ」には様々なレベルがあると思いました。どのレベルでのビリーフなのか。それを剝ぎ取っていきながら、鎧を変えていきながら、でも、そうしたビリーフには最終段階があって、それを信じないと生きられないレベルのものはある気はしますね。それが人間なのではないか。

小西　多分その辺りは非常に微妙で、しかもこれもまた、重要なテーマになってくるのではないかと思います。

つまり、「ビリーフ」と宗教的な「信仰」の関係の問題です。信仰も「ビリーフ（belief）」という言葉を使う場合もあれば、「フェイス（faith）」という言葉を使う場合もありますので、その二つの違いということにもなってくると思います。

果たして「鎧」というのはどの部分までを指すのか。完全に鎧を脱いでしまったあとに、そこに「信仰」は残るのか。「鎧」に信仰は含まれるのか。どちらなのか。非常にデリケートなことをあまりに大まかに、身も蓋もない形で表現してしまい恐縮なのですが、しかし突き詰めるとその問題にもなってくるのではないか。その辺りにつきましても、また安井さんの言葉を引用させていただきたいのですが、よろしかったでしょうか?

安井　はい。

小西　安井さんは、「信仰が私個人の本質なのか、それとも鎧の一部なのか。果たしてこの質問を設定することが正しいのか。その辺りのことが私の中でまだ整理できておりません。そのことも曖昧な表現につながっていると思います」「恐らくこの辺りのバランスというか、鎧もしくは存在自体と心の鎧とか表現しておりますが、信仰心をビリーフとして区別するのか、そもそも区別できない魂の本質なのか、その辺りがまだまだ私の中で消化できていないところだと思います。ビリーフ自由を目指すべきという議論につながるかもしれません」とおっしゃっていられます。

それから、あともう二つございまして、それは「ある意味ビリーフというのは宗教的な信条も含めてというと宗教者の私が言うのも問題があるのかもしれませんが、鎧の部分に過ぎないようにも思います。存在ありきという点で実存主義的な考えかもしれません」「そうするとここで一つ疑問が出てきます。「インターフェイス・ケア」「宗教間ケア」とは言うものの、宗教的なビリーフにとらわれている段階においては、本当の意味でのケア、魂と魂の邂逅の場へたどり着けていないのではないか」とのお考えを安井さんがご披露くださいました。ここは恐らく誰もが非常に悩んでいる極めて難しいポイントなのではないかと思います。

そのことを安井さんが極めてクリアに表現してくださったと感じたのですが、安井さん、何か付け加えることとかございましたら。

11 「提供者」自身の変容と、人間が到達し得る次元

安井 一つトライしてもよろしいでしょうか？

小西 はい、是非。

安井 先ほどの「鎧」という部分で、自分を守りたいという気持ちがあるのかないのか、という点でビリーフ自由ということを考えると、ケア対象者の方がおられて、その方と出会うことで自分が何か変化する。それは成長かもしれないし、あるいは退化かもしれないし、それは分かりません。

でも、変化する可能性を受け入れられるかどうかというのが、鎧を着ているか否かの違いなのではないかと考えることができるように思います。その人との出会いにより、もしかすると自分自身の信仰を否定することになるかもしれない、ということも含めて、そんな場面まで行けるかどうか分かりませんが、想像の域を超えませんが、そういった意味で自分の本質が変容するのかもしれない。いかがでしょうか？

小西 窪寺さん、谷山さん、いかがでしょうか？

窪寺 私は宗教が伝統的に継承しているスピリチュアリティの深さは、相当なものだと思うん

です。その深さを私たちはどれだけ理解できるのか。宗教なしに、あるいは宗教の外では私たちはそうしたスピリチュアリティの深みに到達できないのではないか。
　つまり、宗教というものは、私たちの補助役と、指導者としての役割を担っているのではないか。ただ、それだけが絶対的なものである、となると、それは問題になるのですが。ある程度の霊性に到達する導き手にはなっているのではないか。そういう意味では、やはり非常に重要なのではないか。そのように考えています。
小西　今、窪寺さんがおっしゃってくださったことの私なりの理解を申し述べさせていただきますと、ビリーフには非常に深い次元がある。それはもしかしたら無限の深さかもしれない。その無限の深みには、人間は決して到達できないとも考えられる。
　私たちはその深みへ深みへと、人生の中で歩んでいる。ある意味、修行して人生を歩んでいると言えるかもしれません。そうした中で宗教者や臨床宗教師は、その深みへのプロセスをサポートする役割を担っているのではないか。もし単純化し過ぎていましたら訂正いただきたいのですが、そうした理解、イメージ、ニュアンスでよろしかったでしょうか？
窪寺　はい、そうだと思います。深みに行けば行くほどしがらみから解放されるのではないかと思います。あと、宗教自身、あるいはもしかするとビリーフ自身も、私たちを縛るしがらみになっている場合があるのではないでしょうか。ですから、そのしがらみからどれだけ私たちが解放されるのか、という問題があると思うんです。
小西　そうしたビリーフから、私たちが完全に解放されることは現実的には難しいとお考えですか？
窪寺　そうだと思うんですね。
小西　その辺り、谷山さん、いかがでしょうか？
谷山　私はその可能性はゼロではない気がします。これはスピリチュアルケアの文脈から外れているかもしれませんが、宗教的な文脈で思い出したのはトマス・アクィナスの話です[6]。彼は偉大な神学者でしたが、彼が最終的に行き着いた世界からその人生を振り返った時に、「自分が今までやってたものなんてのは藁屑みたいなもんだ」と言ったという逸話を聞いたことがあります。完全なるビリーフ自由というものがあるとすれば、多分そういうことなのではないかなと。

12 「対象者」の変容と「提供者」の変容

谷山　そうすると、今、窪寺さんがおっしゃったように、もはやそこではキリスト教であるとかそういった枠は、どうでもよくなるのではないかと思うんですよね。
その時点でフェイスも飛び越え、ビリーフもどっかに行ってしまっているのだと思います。もう一人思い出したのは、ビハーラ病棟でボランティアに来ていた、ある浄土真宗の高齢の女性です。この方は「地獄の底までたどり着いたら地獄の底が開いてそこに極楽があった」って言うんですね。

小西　それは深いですね。

谷山　徹底的に自分を見つめていった先、地獄のような苦しみを味わいながらそれを見つめていった先に救いがあった、ということなのだと思うのですが、そういうこともありうると思うんですね。

でも、それは多分、宗教的な文脈で語られてしまうかもしれない。その一方で、それこそ窪寺さんが闘病記とか研究されていたところで出てくると思うんですが、決して宗教を求めていたわけではないけど、ある日突如として世界が輝いているように見えた、という報告をされている方がいらっしゃったと思います。私たちが、スピリチュアルケアの文脈の中でたまたまウィットネス（目撃者、証人）になる可能性はあると思うんです。

ただし、それがスピリチュアルケアという関わりの中で、たまたまそこに居合わせることになっただけなのか、何かのお手伝いができた結果としてなのかは想像つかないのですが。ただ、文脈上起こりうることであるかと思います。

小西　ごめんなさい、谷山さんが今おっしゃったのは、ケア対象者に起きる場合なのか、それともケア提供者に起きる場合なのか、どちらでしょうか？

谷山　基本的には、ケア対象者にそれが起きる場合、という想定です。ケア提供者のほうにそれが起きるのは、私は本末転倒のような気はするので。

小西　どのような意味で本末転倒なのでしょうか？

谷山　それを一時的に経験して、ケア対象者と共有することはあるのかな、とは思うんですね。しかし実際にそうしたことが起きたことを想定した場合には、変な状況が起きている可能性があって。

つまり、その臨床宗教師は、そのあとどうするんだろうって思っちゃうんですよね。そのときはいいんですよ。特殊な経験を共有することはあるかもしれないですけど、そのあとどうするのかが想像がつかなくて。

小西　「ビリーフからの自由というのは、なかなか人間が完全に実現することは難しいだろう。でも、トマス・アクィナスのようにそれを実現する人もいるだろう」というお話ですが、ケア提供者が何らかのそれに近い特殊な体験をするということはありうるわけです。

そうであれば、ケア提供者によるケア対象者へのビリーフ押しつけがなくなるということになるわけですので、ケア対象者のことを、より適切に理解できることになるはずですし、そしてさらにはそれ以上のこともあるかもしれない、ということになるのではないかと思います。

もしそういった感じなのであれば、ケア提供者がそうした体験をすることは問題ないのでは、という感じがしますけれども。しかしそこで「こういう体験があるんですよ」といったことを、ケア提供者がケア対象者に説き始めてしまうと、またそれが新たなビリーフの押しつけになってしまうので、まずいのではないか……

谷山　そうなんですよ。つまり、そういうことをこういう場で語ること自体に抵抗を感じてしまった。もしそれを期待して、自己利益を求めて傾聴活動する人が現れてしまうとしたら、それは最悪だと思うので。

小西　そうですよね。

谷山　なので、そこに抵抗感を感じたのです。けれども、そのビリーフ自由の想定している場面だけを切り取れば、非常に理想的な状態だとは思いますね。

13　「ビリーフ自由」の次元

小西　そうですね。その辺り、安井さん、いかがですか？

安井　そういうところまでは全く想定していませんでした。確かにそうですね。でも、そういう体験を求めて傾聴、スピリチュアルケアに臨まれるとすれば、その時点でスピリチュアルケアは成立しないのでは、と思うのです。

　結局、確かに動機としてはあるんですけども、目指すべきは無欲とか、そういうところなんでしょうか？　つまりビリーフ自由を、私利私欲の離れた状態という意味で考えることもできるのでしょうか。

小西　私はそう思います。窪寺さんはいかがでしょうか？

窪寺　そうだと思います。だから、無の世界というようなことが必要なのかな、という感じもしますけどね。

小西　その辺り、安井さんも既にコメントの中で言及されましたが、超宗教的な次元というのもありうるのではないかと思います。

そしてそこでは、もはや「インターフェイス」ということさえ問われなくなるのではないかということをおっしゃられていたかと思います。私もそのように思います。「インターフェイス」というのは、異なる特定の個別的なフェイス（信仰）同士の関係性ということになるのですが、同時に「そうした違いを超える」という意味合いも含んでいる。そこでは違いを超えるのだけれども、しかし同時に、それはそれぞれの個別性を全く無視してしまうのではなく、いろいろな個別性をケア提供者としてしっかり理解でき、しっかり尊重できるようになり、その個別性に応じたケア対象者の生き方を、よりよくサポートできるようになる、ということなのではないか。

各々の人が各々の個別的な信仰や生を個別的に生きている。私は各自が、その人生の中で置かれている境遇のことを「生の立場」と呼んでいるのですが、「違いを超える」ということは、むしろそうした違いを、より尊重できるようになるために必要なのではないか、そのような気がしております。

14　所属宗教のマジョリティ／マイノリティの問題

小西　さて、これまで「ケア提供者‐対象者間のインターフェイス」について議論させていただいてきたわけですけれども、最後に、もう少し「ケア提供者間のインターフェイス」ということについて掘り下げていくことができればと思います。

この辺りにつきましては、日本臨床宗教師会の事務局長として日頃から臨床宗教師間の関係の調整に深く関わっていらっしゃる谷山さんが、いろいろな問題意識をお持ちなのではないかと思うのですが、その辺り、いかがでしょうか？

谷山　はい。先月の「集い」の中でもそういった事柄を中心にお話をしたのですが、三つほど、お聞きさせていただければと思います。まず一つ目は、天理教は伝統のある宗教だと思うのですが、日本における宗教の分類では新宗教の枠組みに入ってくる。

そういう立場が与えられてしまっている。私は逆に伝統宗教の側という立場が与えられてしまっているわけなのですが、ケア提供者同士、臨床宗教師間でその辺りについてどのように感じていらっしゃるのでしょうか？

安井　他宗教間の協働についてということですか？　あるいは新宗教と伝統宗教の協力をどのように感じてるか、ということでしょうか？

谷山　安井さん自身が、そうした関係において何らかの障壁を感じるとか、あるいはあまり気にならないとか。

安井　障壁というわけではありませんが、ケアを求めて来られる方の中には、いわゆる「僧侶」を求めておられる方がいらっしゃるように感じることがあります。

私は臨床宗教師としてその場にいるので、仏教の話をされたりしても別に問題はありませんが、ただ、私に「臨床宗教師ってお坊さんなんでしょ？」と言われると「いや、お坊さんではないんですけど」というくだりが入ってくるんです。

それは臨床宗教師についての、社会の認識の仕方の問題だとは思います。でも「臨床宗教師」というものが、もっと広まって社会的に認知されていけば、その辺りは変わっていくのではないかと期待してはいるのですが、「障壁」とまでは思わないですけども、やっぱりそういうふうに見られてるんだ、ということは常々ありますね。

谷山　このあいだの「集い」の時にも、そのことについてお話しくださり、その時に様々なご意見をいただいたと思うのですが、そのプロセスで何か変化はありましたか？

安井　結局それで、とある方から「他の人たちはあまり気にしていないから大丈夫だよ」ということを言われたんですね。

要するに、その人は「僧侶でしょ？」と言ってはいるのだけれども、別に「仏教の僧侶」をイメージして言ってるわけではなくて、ざっくりと「宗教者でしょ？」と言っているに過ぎない、という言い方をされたんです。

これはマイクロアグレッションの一種だと思っています。僧侶である人がそれを言うのは、それはあえて意識する必要がないことなんだと思うんです。しかし、それをいちいち「いや、違うんです」って言わないといけないのは、大きなハードルだと思います。また別の方は、わざわざ個人宛にメールをくださいまして、そういう問題を感じている、ということをお伝えくださいました。ですので、個人の判断の中ではそういう価値観を持っておられる方もいるし、問題意識を持っておられる方もいるということは分かりました。

谷山 なるほど、ありがとうございます。この問題には「マジョリティとマイノリティの関係性の問題」としての側面もあると思います。日本では伝統仏教がマジョリティである以上、伝統仏教側が配慮をすべきことが結構あるんですよね。しかしそのことに気づかないまま、本人としては配慮してるつもりであっても、結果的にマイクロアグレッションになっている、ということがある。

これはマイノリティの側に言っていただかないと、マジョリティ側が気づかないという残念な状況、本来であればマジョリティ側、力を与えられている側が気づいて行動に移さなければならないことだと思うので、このことの重要性は、是非多くの皆さんと共有したいと思います。私自身もマジョリティの側の人間ですので、このことをもっと強く意識する必要があることを教えていただいたと思っています。

小西　そうですね。あともう一つ付け加えさせていただきたいのですが、これは実はインターフェイス・ワーキンググループでも何度か言及されている内容なのですが、やはり「一人の人間として」というスタンスが重要なのではないか。マイノリティかマジョリティか、ということも重要ですが、更にそれより重要なのは、一人の人間として同じであるということ、一人の人間としての次元に注目することなのではないか。

つまり誤解を恐れずに言うならば「マジョリティの人は、それをやめるようにしましょう」と言うよりも、「マイノリティ／マジョリティという区分自体をなくしましょう」ということの方が、より本質的なのではないか、個人的にはそのように思っております。

またシンポジウムでのご質問の中でも、例えば「「お寺」ではなく「宗教組織」としてはどうか」や、「「お坊さん」ではなく「宗教者」と統一したらいかがでしょうか」といったご意見が出されたように記憶しているのですが、これについては結局のところ、「臨床宗教師」という言葉が普及していないことが一番の問題なのではないか。

安井さんに対して「お坊さんでしょ？」ではなくて「臨床宗教師でしょ？」となり、「ええ、そうです」と返事するだけで終わるようになれば、それで済む問題なのではないかと思ったりもします。少々理想的かもしれませんが。

谷山　個人的な感覚で申し上げると、ひとっ飛びに理想的な状況を目指すよりも、段階を踏んでいくほうが物事は動いていくのではないか、という気がしています。

ですのであえて、意識しやすいところから例を挙げている、という感じですかね。私は、自分の本にも書いているとおり、「臨床宗教師」という言葉がなくなるのが一番の理想だと思っています。しかしそれは現実的には簡単なことではない。もちろん臨床宗教師会の人間としては、臨床宗教師という言葉そのものを浸透させていくっていうことが一つの目標になっていくに間違いない。この話について窪寺さんのご意見も是非お聞きしたいのですが。

窪寺　臨床宗教師の私から見ると、ケア対象者の宗教性が非常に強く意識されすぎるのは、ケアをする場合あまり望ましくないのではないか。むしろ、ケア対象者のほうに軸足を置くのが望ましいのではないか。悩んでいる人・苦しんでいる人たちに焦点を合わせるのが良いのではないか。

そうすれば、提供者の側がどのような背景を持っているかは比較的小さな問題になってくるのではないでしょうか。患者さんや利用者さんの側、高齢者や困ってる人たちの側のニーズとか痛みに、どれだけ私たちが共感できるのか、寄り添えるのかというところが強調されてくることが重要だと感じています。

小西　私もそのように思います。分野は全く異なりますが、ビジネスの世界では「カスタマー・オリエンテッド（customer-oriented）」とか「カスタマー・サティスファクション（customer satisfaction）」、「お客様は神様だ」といった言葉があるのですが、「ケア対象者のために」というところに私たちの焦点や意識を集中することが、ケア提供者として非常に重要なところなのではないか、というふうに私も思います。

ただしこれは必ずしも単純にケア対象者が望んでいることを、ただ言われた通りに提供すればよい、ということを意味するものではないと思います。なぜならば、ケア対象者が十分に見えていない、より深い次元のことをも視野に入れ、考慮して対応する必要もあるからです。どうもありがとうございます。

16 「提供者」間の宗教組織文化の違いの問題

谷山 ありがとうございます。では、二つ目の方にまいりたいと思います。「フェイス（faith）」よりも、より広い「ビリーフ（belief）」というところに焦点を置いた場合に、提供者同士の関係性に影響を与えているものは何なのか、ということについて考えてみたいと思います。

その中には、宗教者としての経験の違いや、様々な個人差といったものがあるかと思います。つまり、ケア提供者や臨床宗教師はもちろん人間なので、理想的にはお互いに仲よくしてほしいと、もちろん思うのですが、やはり「合う合わない」ということは、どうしても存在すると思うんですよね。その原因が一体どこにあるのか、ということが、私が気になっているところです。この辺りについて、お話をいただければと思います。

安井 私は個人的なものだと思います。確かに世の中には排他的な信仰をお持ちの方もいらっしゃると思います。

でも、提供者同士、臨床宗教師同士ということであれば、排他的な信仰をお持ちの方、他宗教を攻撃するような方はいらっしゃらないとは思います。ですので、妨げるものということになりますと、個人のビリーフということになるのでしょうか。

谷山　私が感じていることは、なんとなく教団の中で培ってきた、社会との関係性というものを、そのまま他の宗教的背景を持つ人に当てはめようとする傾向があるように感じられることがあります。

　その原因としては、パーソナリティーの影響や、人それぞれ生きてきた経験の違いというものがあるかと思います。例えば長く看護師をやっている人が、看護師としての職業的な感覚と経験の影響を受けてしまうのと同じように、Aという教団の中でずっと生きてきた人は、そこでの習慣が身についてしまう。しかしそれはB教団の人からすると、なんか変だね、と感じられることがあると思うんですね。

小西　今、谷山さんは「組織の文化」ということについておっしゃられたのだと思います。もちろん個人的な要因があることは言うまでもないのですが、やはり組織の文化が、所属する個人に与える影響は非常に大きいのではないかと思います。

　私もこれまでビジネスや医療、教育など、様々な分野で仕事をしてきて、それぞれ全く文化が異なることを実感しています。そうした異なる組織文化の人たちが一緒に仕事をしようとすると、それぞれ異なる点が多々あるので、いろいろと問題が生じてくるのは当然のことだと思います。

　そこでもう一つ重要になってくるのが組織内の上下関係ということかと思います。上下関係の在り方も組織によってかなり違いがあります。宗教組織は伝統的に上下関係が厳しかったところが多いのではないか。それが現代では「もっとフラットにしましょう」というふうになってきているのだと思いますが。

しかしその辺りの流れの受け止め方は、組織ごとに異なるのではないか。一般的なグループ・ダイナミクスでは、特に有事において、上下関係の厳しい、いわゆるトップダウンの組織の方が優れているとされるわけです。では宗教組織でなぜ上下関係が厳しかったのか。

一つには、宗教が扱う内容には、いわゆる理性や思考を超えた領域を本質とする面があるので、同じ宗教組織内で、より下位階の者は、より真理がわかっているとされる、より上位階の者にしたがうべきである、それについて指導を求める側は、どうしても指導する側にしたがうことが基本となる、ということがあるのではないか。となると自ずと上下関係が生じてくることになる。

しかしその辺りについては、宗教宗派によって神学的・教学的・歴史的経験が異なるので、その考え方も異なってくる。その異なった考え方を有する組織の人同士が一緒になって活動していくと、互いに「何かちょっと違うよね」といった感じが生じる可能性がある。「自分の組織のやり方を押しつけないでほしい」ということも起きてくる。そうした事態はもちろんあまり好ましくないので、そこをどうしていくかということについても考えていく必要があるのではないかと思います。

谷山　ありがとうございます。ですので、安井さんにご自身の社会経験の中で培ってきた、社会との関わり方について、臨床宗教師に限らず、ほかのグループと関わるときに違和感を感じたりすることがあるか、是非伺いたいと思います。

安井　そうですね。アメリカで高校、大学、大学院と合計一〇年過ごしたこともあってかどうかはわからないですが、日本の社会にもどっぷり浸かっていながら、自分はどこか違うような感覚があります。場違いな発言をしてしまうんではないだろうかとか。日本人の忖度という感覚が理解できないと感じることもあります。言いたいことを露骨に言ってしまって場の空気を悪くしてしまったりとか

小西　今伺っていて思ったのは、多宗教的な環境の中で生活したり、一緒に何かしたりしていく中では、異なる文化の、特定の発言について、一定の違和感や不快感を感じるケースというのは、数多くあると思うんですよね。そしてそうした中で、逆に自分自身も、ほかの人に対して同じようなことをしているのかもしれない、といったような経験の積み重ねが必要なのではないか、そのように感じました。

17　マジョリティのマイノリティに対する無意識の暴力

谷山　窪寺さん、今の話を聞いていて、いかがでしたでしょうか？

窪寺　私はキリスト教徒ですから、社会的に承認されている既成宗教の側にいます。そう考え

ると、無意識のうちに、他の宗教を排除する加害者になっていたのかもしれないと思います。私は無意識で加害者になっているかもしれない、マイナーな人たちに圧力をかけてしまったことはないのだろうか、と心配します。

また、宗教を表明しないが特定のビリーフを持っておられる人に対する偏見を自分は持っていやしないかと心配します。私は加害者のほうに立っているのではないか、との心配を持ちます。私は気をつけないといけない。では、どのように気をつけるべきなのか、というようなことが、私には十分分かってない、そのような自己反省があります。

小西　加害者になる可能性というのは、常に誰にでもあるわけです。もちろんこれは決して好ましいことではないのですが、被害者の側に「これ、違うんじゃない？」といった形で声を上げていただくことを通じて、加害者の側が「そうだったんだ、これまで気づかなかった。申し訳ない」となっていく場合もある。

しかしこれは、ある意味被害者側の努力に依存してしまっている、一度そうした害を被害者に与えてしまった上でのプロセスですので、それは極力避けなければならない。ではどうしたら良いのか。相手に害を与える前に、自分のそうしたところにどうしたら気づくことができるのか。そうしたことを考えています。

窪寺　そうですね。

谷山　そうなんですよね。だから、結構難しいんですよね。自分が加害者になっているかもしれないけど、気づくチャンスがそう簡単には与えられないというか。

小西　企業組織の場合、現場でうまくいかなかったこと、悪いことについての情報は、なかなか上司や経営者に伝わりにくいということがある。

なぜならそれを上司に報告すると、叱られたり、それによって自分の評価が下がってしまう可能性があるからです。そのことと少し似ている面があると思うのですが、先ほどの話で言うと、被害者の側は、加害者に比べて弱い立場にある場合が多いので、弱い側の人から強い側の人に「あなたのここが問題ですよ」と言うことは勇気がいるし、もしかしたら不利益を被ることになるかもしれないということがある。だから、被害者の側が加害者に対して声を上げることは難しい。その点も何とかする必要がある。

谷山　今の話で言うと、上司が意見を言ってもらえたことに対して感謝を表し、むしろそのことを奨励し、さらにはそれを共有することができると理想的だと思うんですよね。

小西　実は病院にも、それと似たようなシステムがある。それは病院の看護師さんたちが使用している「インシデント・レポート（incident report）」です。つまり、何かミスを犯したり事故が起きた場合に、その過失の内容と、その再発防止策について医療チーム内で共有するシステムですが、これも、ミスを犯してしまった人のことを責めない、あくまでも再発防止策に集中するとの原則のもとに行われるわけです。

そうしないとみんな自分のミスを隠そうとする傾向が出てきてしまう。なのでむしろ正直に言った人の方が評価される、という文化をつくっている。こうしたことが本当に大切だと思います。

谷山　医療の中でそういう制度をうまく作り上げてきて、私が働いていた病院でもそういう話はありました。うまくそれを活用できる文化にしていくことが大事ですよね。

小西　そうですね。

窪寺　話は飛ぶのですが、同性愛者等の性的マイノリティのことが社会的なテーマになってますよね。多分私たちは、無意識のうちに、社会的プレッシャーや文化的なもので他者を傷つけている面があると思うんですよね。そういう他者を傷つける側の文化の中で、ぬくぬくと生きている自分がいて、ではどうしたらいいのかという、自分の課題として非常に悩むところです。

谷山　そうですね。そういう姿勢をいわゆる上の人が見せてくださると、それはロール・モデルになると思うんですよね。

窪寺　学生さんの中にもそうした人たちが随分いると思うんです。しかし私たちは、そうした人たちに対する配慮ができていない。どうやって配慮したらよいのか、ということさえ分かっていないから、加害者になりっぱなしになってしまっているのではないか。だから、マイナーな人たちに対してどのように対応するのか、というのは、非常に難しい問題だと思うんですね。

谷山　会話記録検討会や、フォローアップ研修に参加しようとする臨床宗教師の中には、自分が加害者になりたくない、ケア対象者を傷つけたくないという思いがある。そういった思いは土壌としてあるわけなので、それをもう少しいろいろな場面、いろいろなケースにも広げていくような取り組みが必要なのかな、と思いましたね。

小西　その基盤は、やはり先ほどの「ケア提供者とケア対象者の、人間対人間の関係性」というところにあるのではないか。それがないと、なかなかそうした問題意識にはつながっていかないのではないか、という気がします。

18 「違い」の中の「同じ」と「違い」

谷山 ありがとうございます。で、それともう一つありまして、結局は今、小西さんが言われたことに集約されるかもしれないのですが、人間同士、違いがあるのは当たり前なんですよね。では、その違いを乗り越えるために何を意識すればいいのか。私たちはまず真っ先に、自分と他者は違うということを出発点にする必要があるのではないかと思うんですよね。宗教的背景だけにとどまらない、様々な点において私たちは異なっている。

例えば、日本人同士であれば、日本語を共通言語としているくらいで、あとはほとんどの側面において違う。違う人と関わっていくためには、さまざまなことを意識して自分の違いを人に押しつけない。「押しつけているかもしれない」との思いを持つことも含めて、違いがあることを前提とすることが重要ではないかと思います。

小西 私は、基本的には「違い」ということを重視すること、先ほどのポール・ニッターの宗教間関係類型で言うならばⅣが基本になるかと思うのですが、同時に「同じ」ということ、ニッターの宗教間関係で言うところのⅢも必要なのではないか。すなわち私はその両面が不可欠だと思っているんです。なぜそのように考えるようになったのかについて、少しだけお話しさせてください。

以前、札幌市で、ダライ・ラマの主治医のアメリカ人の方と、スピリチュアルケアということをテーマに公開の対談をしたことがあります。私はその時、どちらかというとケア提供者とケア対象者の「違い」に自覚的になり、尊重することの大切さについて、お話しさせていただきました。

一方――これは事前打ち合わせの結果としてではなく、偶然そうなったのですが――その対談の相手の方は、どちらかというとケア提供者とケア対象者が人間として「同じ」であると捉えることの大切さについてお話しになられたんです。その後のディスカッションの中で、では「違い」と「同じ」の一体どちらが重要なのか、という議論になったのですが、明確な結論は出ず、その場は終了となりました。

しかし私はこれは重要なテーマであると思い、その後も考え続け、結局のところ両者とも同じくらい重要であると考えるようになった。それこそ「インターフェイスの集いI」の中でもお話しさせていただいたように、「理解」ということの根底には、ある種の「同じ」が必要である。両者の間に全く共通性がない場合には、実は「理解」は成立しない、哲学的に考えた場合、全てが完全に異なっている場合には、そこには「理解」は成立し得ないということがあります。

逆に言うならば、本質的なところは同じであるがある部分は異なる、あるいは個別的なところは全然違うけど本質は同じである、ということでないと、原理的に「理解」は成立しない。しかしもちろん「全てが同じ」となってしまっても、「あなたも私と同じなのだから、あなたも私と同じようにしなさい」となってしまい、個別性の尊重がなくなってしまう。なので「違い」ということと「同じ」ということの両者が同時に必要である。

実は先ほどから皆さんに言及いただいている、その人が人生の中で置かれている境遇、すなわち「生の立場」という概念を私が考えた理由もそこにあるんです。一見すると、「生の立場」という概念自体には「違い」の要素のみで「同じ」の要素は見られないようにも見える。

しかしその前提には、人間としての本質は一緒である、ということがある。逆に言えば、一人一人が置かれている「生の立場」、すなわち置かれた境遇のみならず、持って生まれた能力も性格も生まれた時代も全て違うけれども、本質的なところは同じである、ということになる。「違い」の徹底的な尊重には、その非常に深い次元での「同じ」が必要であるという、つまり「違い」と「同じ」の両立が非常に重要なのではないか。私はそのように考えています。

窪寺　私は、違いがあってもお互いに人間は人間でしかないと理解し、受け止めることで信頼が持てるのではないか。違いばっかりが出てしまうと「困ったもんだ」となってしまうだけです。そうではなくて、違いがありながらの人間に対する信頼感が重要だと思います。人間というのは不完全だし、弱いし、どうしようもない存在だけれども、それでもやっぱり愛おしいよね、やっぱり人間っていうのはすごいよね、という感覚が、私たちにはある感じがしますね。

安井　愛おしいという感覚は傾聴の場面などでも感じることがあります。それは私の場合は、相手の方が生きる、必死に生きておられることを感じたときにすごく心を動かされます。それで、その人が愛おしい存在になるんです。

その感覚でいうと命と表現をされたり、「生の立場」と小西さんもおっしゃってくださいましたけど、生きるということ、私もまだ生きているし、相手の方も生きてらっしゃるというところがキーワードとしてあるのかな、と感じております。もちろん「生の立場」は全然違うわけですけれども、そこを乗り越えていける一つの共通の基盤になるのではないかと思っております。

谷山　手前味噌になるんですが、一〇年ぐらい前に真宗大谷派のスローガンに「バラバラでいっしょ」というものがありました。

小西　正にそれですよね。

谷山　本当にいい言葉だなと思って、ずっと覚えているんですけどね。

小西　キリスト教のカトリックでは「unity in diversity」という表現があったようにも思います。

註

▼1　仏教では名色《みょうしき》（nama-rupa）、つまり名前や形は本質的ではなく、仮のものだと理解される。一時的であったとして

も、悟りの視点に立つことができれば、表面的な概念や形式に囚われることはない。

▼2 ここでの「人為」については、本書第2章の「5-3 教義を超えた信仰」参照。

▼3 アルフレッド・ノース・ホワイトヘッド（一八六一-一九四七年）が提唱した、世界は「出来事（Event）」から成り立ち、個々の出来事同士の関係性により形成されているとする哲学。『過程と実在（*Process and Reality*）』に詳しい。科学と宗教、キリスト教と仏教の対話の基盤となり得る哲学としても注目されている。

▼4 「脱構築（Deconstruction）」とは、フランスの哲学者ジャック・デリダ（Jacques Derrida）が提唱した、哲学的アプローチ・思想。テキストや概念の固定的意味を批判、その矛盾を指摘し新たな解釈を探ろうとする。

▼5 CPE（Clinical Pastoral Education、臨床司牧教育／臨床牧会教育とも訳される）とは、一九二〇年代に米国で始まった、チャプレン教育プログラムのこと。現在、日本をはじめ世界の多くのチャプレン教育の標準的存在となっている。

▼6 トマス・アクィナスとは、一三世紀のドミニコ会士の神学者、哲学者で『神学大全』を著した。カトリック教会と聖公会では聖人に列せられる。

コラム③ 熊本地震被災地での臨床宗教師の活動

吉尾天声

二〇一六（平成二八）年四月一四日二一時二六分、熊本県上益城郡益城町を震源とするマグニチュード6・5の地震が発生し、益城町で震度7を観測した。その後、頻繁に余震が発生し、一六日一時二五分、マグニチュード7・3、益城町・阿蘇郡西原村で震度七を観測した本震が発生。前震・本震による大変大きな揺れで、益城町のみならず震源地から遠く離れた広範囲の地域で多くの家屋が倒壊。大規模な土砂災害、地盤の崩壊も発生した。死者は二七三人、負傷者二八〇九人、避難者一八万三八八二人、家屋の全・半壊等は二〇万五一〇九棟に上った。

発生当時、ライフラインは寸断し、絶え間なく続く余震に恐怖を覚えながら、被災者は開設された避難所や壊れた家屋などで不安な日々を過ごすことになった。

九州臨床宗教師会では、地震直後から状況の把握に努め、物質的支援の優先と、ライフラインの復旧状況等を考慮し、一週間後の二三日に災害対策を検討する会議を開くことを決め、先ず、動ける会員は、それぞれに物資の配給や炊き出し、避難者の宗教施設への受け入れ、ホット・カフェ、テント設営による住居スペースの確保等の活動をおこなった。

二三日の会議では、災害対策本部を設置することが決められ、口座を開設して支援金を募集すると共に、車中泊によるエコノミークラス症候群対策のためのテント村開設（熊本地震は余震が多く観測史上最多の二五六一回を記録。そのため屋内が危険で車中泊が多かった）、そして、こころのケアを行うために無料の移動傾聴喫茶を避難所で開店すること等が話し合われた。

テント村は被害が大きかった西原村に開設。第一回目の無料傾聴喫茶は、震源地の益城町にある熊本産業展示場グランメッセ熊本で四月二八日に開店した。

グランメッセ熊本には車中泊を中心に約一二〇〇人が避難していた。タープを使用した野外傾聴喫茶を設置し、避難者は何を求めているのか、表情や姿から感じ、思いを聴いた。そして、安心してため息をつき、こころの重荷を置ける場所になれるように注力した。被災者は、余震に怯えながらも何とか食料・水は確保できている状態だったが、毎日を安定して生活するために気を張っている様子だった。コーヒー・飲物、スイーツ等を求める行列が毎回でき、最初は言葉少なに提供物をもらっては車に帰る人がほとんどだった。しかし、時間が経過する度に用意した椅子に座り、私たちと歓談をする人たちが増えていった。椅子が足りなくなり、一つ、また一つと増やしていったが、小学生が宿題をもって遊びに来たり、赤ん坊を抱いた母親が常連になり、ママ友を連れて来店されたり、ある中学生の女の子は「ここはオアシスみたい」と言って家族や友人とよく来てくれるようになった。中にはテント設営等運営の手伝いをしてくださる方も出てこられて、本当に避難者の方々と一体となって営み続けた傾聴喫茶だった。グランメッセ熊本の避難所は、地震直後から五月下旬頃まで開設されていたが、その間、傾聴喫茶は一週間に二‐三回の頻度で開店した。

六月になると、町立体育館や学校の体育館等が中期間滞在できる避難所として整備され、車中泊の人々は徐々にその避難所へ移り住んでいった。九州臨床宗教師会では、継続して避難者のこころのケアを行うべく、益城町総合体育館へ活動の場所を移し、傾聴喫茶を開設した。

益城町総合体育館には、館内・車中泊あわせて約一二〇〇人が避難しており、体育館の中に傾聴喫茶のスペースを設けて活動を行った。季節柄蒸し暑い日が続いたが、この頃は毎日被災

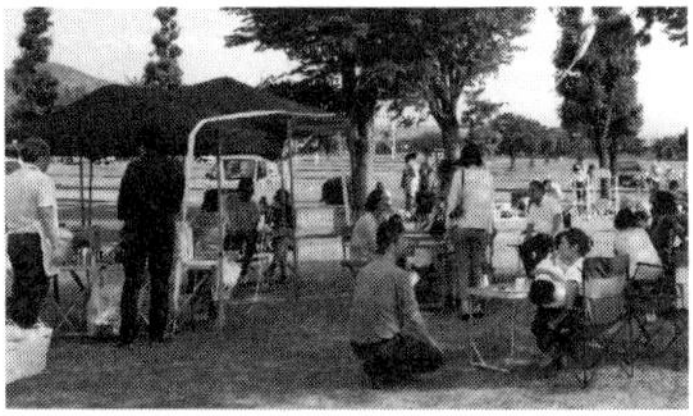

熊本産業展示場グランメッセ熊本での傾聴カフェ

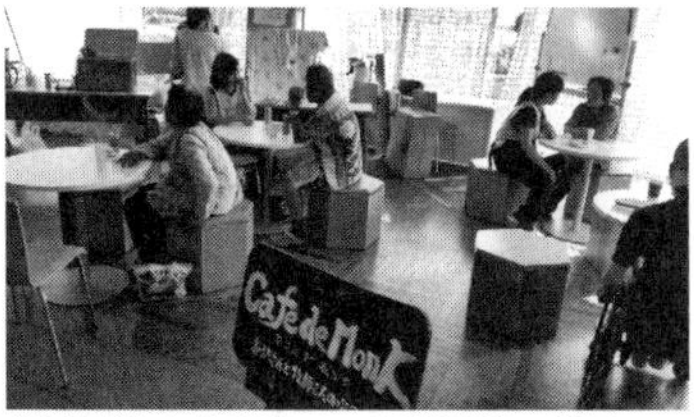

益城町総合体育館での傾聴活動の様子

した家屋の復旧作業に通う人が多かった。自力で復旧の見通しが立ち表情が明るい人、復旧が進まず焦る人、復旧を諦める人。復興の差が現れ始める頃で、避難生活も数か月が経過しており、慣れない集団生活に疲労感とストレスを感じる人が多かった。一人一人の声、気持ちを感じながら一か月に二‐四回の頻度で開店し、多くの被災者が来店した。避難所の管理団体とも活動の重要性を共有でき、熱意をもって協力いただいたことは重要なことであった。ここの避難所は一二月まで開設された。

一二月頃になると仮設住宅が完成し、入居が決まった人から体育館を離れることになった。九州臨床宗教師会では、引き続き被災地でこころのケアを行うために行政と連携し、各仮設団地自治会に呼びかけ、こころのケアを必要としている仮設団地を募集して活動を行った。

五か所の仮設団地集会所で傾聴喫茶を開くことになり、一か月に二回の頻度で訪問を行った。この時期は、集団生活から個別の生活へ移り、先行きへの不安などから自己否定や孤独感にさいなまれ、セルフネグレクトに陥り体調を崩す例が報告されていたので、傾聴喫茶に来る人のみならず、顔を見なくなった人の部屋の訪問、開店のチラシを配布する際には出会った団地内の避難者の話しにも耳を傾けた。この活動は、二〇二〇年一月の新型コロナウイルス感染拡大が始まる直前まで行われた。新型コロナウイルス感染拡大により傾聴活動は中断されたが、その後も交流イベントは開催した。

熊本地震被災地・益城町仮設団地は、二〇二三年三月末に、復興された家、もしくは復興団地などへ全ての避難者の移住が完了し、閉鎖となった。

この活動期間中には、県内外から多くの臨床宗教師が被災地に足を運び、こころのケアの活動を支えた。

傾聴喫茶を開設した仮設団地の自治会長や住民からは、「話を聴いてもらえてどれだけ支えられたか」と涙を流して語る方がおられ、多くの感謝の言葉をいただいた。活動に参加した臨床宗教師も、被災者から力をもらい、励まされ、共に支え合った。

臨床宗教師は、被災地で苦しんでいる方の傍らに寄り添い、これからも被災者と共にあり続ける。

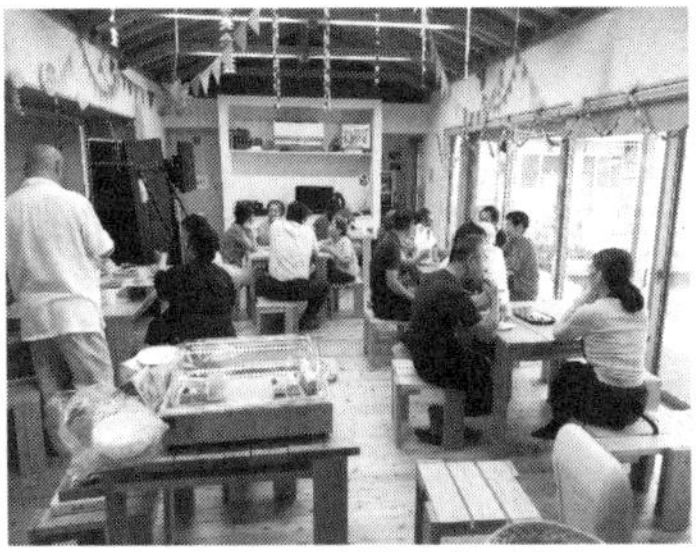

益城町木山仮設団地傾聴喫茶の様子

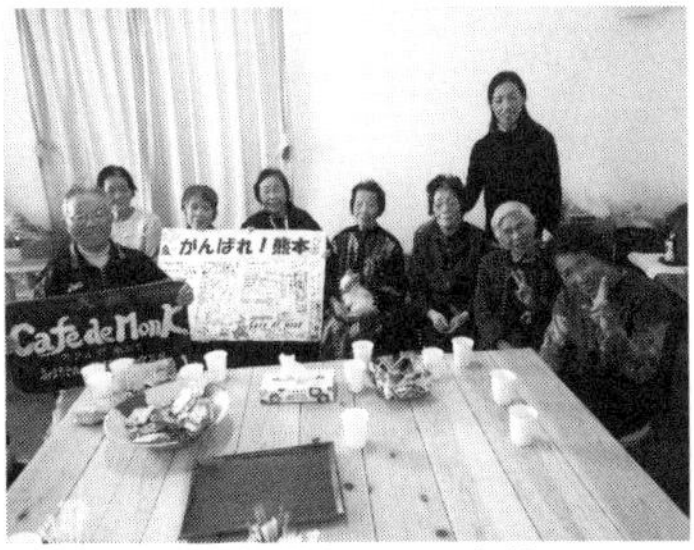

東日本大震災被災者からの応援メッセージを持つ益城町広崎仮設団地傾聴喫茶参加者

第4章　アメリカのインターフェイス・チャプレン

1　インターフェイス・チャプレンになるまで

谷山　今日は、アメリカの病院やホスピスで長年にわたりインターフェイス・チャプレンとして活動されている河合紀子さんに、そのご経験についてお話いただきたいと思います。

河合　私の実家は浄土宗のお寺に属しており、いわゆる日本の典型的な家庭だと思います。仏壇が家にあり、お盆や法事には僧侶の方がお越しになったりしますが、それ以外何をすることもないような、そんなに宗教に熱心ではない家で育ちました。ただ、子どものときからすごく仲のいい友達がカトリックの教会に行っていたので、一緒に通ったり、大学はミッション系でしたので、キリスト教に関わる機会もありました。仏教にもぼんやりと興味はありましたが、どちらかというと宗教はそれほど好きではないかな、ぐらいの感じでした。

しかし比較的小さいときから、自分の人生の意味について考えるような子どもでした。例えば、有名な人の伝記を読むのが好きだったのですが、マザーテレサの本を読んだり、人々のために尽くした人の話を知ると「私にはそういうことできないな」「ではなんで生きてるんだろう」などと思ってました。人のためになることができない、ならば生きてる意味がないではないか、というようにずっと思っていました。

何か社会に貢献できることをしたいと思いつつ、アメリカに来てからずっと日系の会社に勤務し、おそらくは性に合っていたのだと思いますが、割と楽しむことができ、うまくいっていましたが、やはり何か物足りないなと常に感じていました。

家電メーカーの商社部門の営業でしたので、世界中から材料や部品などを集めて製造会社に供給することによって、テレビやいろいろな家電が作られ、例えばその商品がテレビだとしたら、世の中の人が私がかかわって生産されたテレビを見て、世界のニュースを知ることができるから、社会に貢献してると言えるのかな、などと無理やり考えたりしていましたが、やはりちょっと違うな、と感じていました。

自分に何ができるだろうか、ということを考えている時に、「マザーテレサみたいにすごいことはできなくても、ローカルでボランティアから始めてみたら」とパートナーに言われて、なるほどな、と思いました。もう今はないのですが、サンディエゴ・ホスピスという大きなホスピスがサンディエゴにあったので、そこでボランティアを始めました。非常にしっかりしたホスピスだったので、ボランティア向けのオリエンテーションが週末に丸二日、みっちりありました。ホスピスのすべてのチームの役割の人たち、お医者さん、看護師さん、ソーシャルワーカー、そしてチャプレンが一人ずつボランティアのためにお話しに来てくださって、チームの中でのそれぞれの役割について話してくださいました。それまではチャプレンがどのような役目を持った人なのか分かっていませんでした。日本で通った大学にキリスト教学を教えていらっしゃったチャプレンの先生がいらっしゃったのですが、その方の役割もよく理解していませんでした。

ホスピスのチャプレンが、死に直面した方とそのご家族に寄り添い、その方々のつらいお気持ちをお聴きする仕事であることを聞いたとき、「これだ！」と強く思ったんです。これが私がしたいことだと思いました。

ただ、そのお話を聞いたときに、これは多くの人も持っている間違った認識なのですが、「キリスト教の人でないとチャプレンになれない」と思っていましたので、私はクリスチャンではないのでなれないと思い、一度諦めかけたのですが、チャプレンの仕事について更に知っていくにつれて、更になりたい気持ちが強くなり、どうすればなれるのか調べてみようと思い、いろいろな人から情報を集めたところ、どうやらキリスト教の信者である必要はないらしい、なんならどの宗教に属していなくても可能である、ということがわかりました。

そこからは本当に多くの親切な方々から情報をいただいて、まずはニューヨークにあるインターフェイスのセミナリー（seminary: 神学校）に行き、そこで多くの宗教について学び、インターフェイス・ミニスター（minister: 聖職者／牧師）としてオーデイン（ordain:（聖職者としての）任命・叙任）されました。その後、病院でＣＰＥ（Clinical Pastoral Education: 臨床牧会教育）のインターンシップを一ユニット（単位）終えたあとに、更なる学びの必要性を感じたため、Claremont School of Theology（クレアモント神学大学院）に入りました。

2　アメリカのチャプレンの宗教・宗派

谷山　ありがとうございます。今お話ししていただいたところで、いくつか振り返っておきたいところがあります。アメリカの場合、もちろんクリスチャンのチャプレンが非常に多いのはわかるのですが、アメリカ人の一般の人の間でも、「チャプレン＝クリスチャン」のイメージが強い、ということですよね。

河合　そうですね。例外はありますが、チャプレンは必要がなければ自分の宗教が何かということは相手の方に言いませんので、だいたいの場合がみなさん、私のことクリスチャンだと思ってらっしゃると思います。

谷山　そうですか。「チャプレン＝クリスチャン」というイメージが強いんですね。

河合　もう一つ、無宗教の人もチャプレンになれるというのも、アメリカの特徴かもしれません。アメリカには「インターフェイス・ミニスター」▼[1]という存在もあり、その人たちもチャプレンになることができます。

谷山　そうですね。アメリカでチャプレンになるための手続きやプロセスというものを考えた場合、例えばＡＰＣ（Association of Professional Chaplains）[2] のボード・サーティフィケーション[3]（Board Certification: 資格認定委員会認定）のことを考えたときには、オーディン（任命・叙任）されているか、エンドースメント（endorsement）[4]、すなわち自分が所属する（信仰の）団体からの保証・サポートがあることが条件になりますので、そうしたことが可能な団体に所属していないといけない、ということがあります。

その場合、今はヒューマニスト（humanist: 合理性を重視する非宗教的な価値観や倫理観を持った人たち。近年アメリカで注目度が高まっており、ヒューマニストのチャプレンも存在する）の団体もあると思うんですけれども、「無宗教」のボード・サーティフィケーションをエンドースする団体があるかどうか、ご存じの方いらっしゃいますか。

小西　直接のお答えにはならないのですが、ご参考になるかもしれない私のアメリカでの体験をお話しさせていただきます。これは小生がカリフォルニア州バークレー（Berkeley）の病院で仏教チャプレンとして働いていた時のことですが、ＡＰＣの年次大会がテキサス州のダレスで開催され、そちらに参加させていただいたことがありました。

そのときに会場を歩いていたら、ＡＰＣのボード・サーティフィケーションの委員の方が――どうやって私のことをご存じになられたのかわからないのですが――私の方に近づいてこられ、「実は、ボード・サーティフィケーションの申請者をエンドースする団体のリストに、仏教団体も加えたいと考えているので、少し話を聞かせてほしい」と言われたことがありました。私はアメリカの仏教の団体のことは知らなかったので、あまりお役に立てそうにないと申し上げたのですが、そのときにその方が見せてくださったエンドース可能な団体の表には三〇ぐらいの宗教名が書かれていました。当時はそこにはまだ仏教団体もありませんでしたし、インターフェイスの団体もヒューマニストの団体もなく、キリスト教とユダヤ教の団体だけだったと思います。

その後、そうした団体の数がアメリカでどのくらい増えたのかについては、私も十分に存じ上げないのですが、最近、臨床宗教師会の関係で、APCのホームページを少し調べる機会があったのですが、そこには、(宗教)団体が、ボード・サーティフィケーションの申請者をエンドースする権利をAPCに認めてもらうための申請書がダウンロードできるようになっておりました。

これはすなわち、既にAPCからチャプレン申請者をエンドースする権利を認められている(宗教)団体以外の団体でも、その審査に通りさえすれば、新たにエンドースする権利を得ることが可能である、ということを意味していますので、実際に既にその権利が認められている団体のリストは見つからなかったのですが、少なくとも私の頃よりは、かなり多様な団体がエンドース可能になっているのではないか、との印象を持ちました。私もネットを通じてさっと見た程度なので、間違えているかもしれません。むしろ河合さんにお伺いした方がよろしいかと思います。

河合　ありがとうございます。おっしゃるとおり、エンドースする団体は増えてきているようで、それはおそらく喜ばしいことだと思います。仏教に関しては、少し前まではBCA（Buddhist Churches of America）、浄土真宗本願寺派の団体が仏教におけるエンドース可能な唯一の団体でした。今はその他にもエンドースする仏教の団体はあると思います。ヒューマニストの団体も、おそらくあるのではないかと思います。

小西　河合さんご自身のボード・サーティフィケーションについてお伺いしたいのですが、河合さんはボード・サーティフィケーションをいただいた際、どちらの団体からエンドースをいただいたのでしょうか。仏教の団体、あるいはヒューマニストの団体なのでしょうか。

河合　実はまだボード・サーティフィケーションをいただいていないんです。私が勤務しているシャープ病院は大きな病院で、APCのボード・サーティフィケーションを取得している、もしくはボードサーティファイされる条件が既に整っていることが雇用の条件になっており、私は条件は整っています。

私の場合はエンドースメントに関しては、インターフェイスの団体からではなく、BCAからいただく形をとっております。

谷山　いろいろな宗教的背景があるというお話を今お聞きしている中で、日本語でいうところの「無宗教」の枠に入りそうなものとして、一つには「無神論者（Atheist）」があるかと思います。彼らは神を積極的に認めない、宗教からかなり距離を置いているようなイメージあります。二つ目として、「ヒューマニスト」の人たちがいる。そして更には先ほど出てきた「インターフェイス・ミニスター」の人たちがいる。この辺りの違いがわかりにくいので、簡単に説明していただけるとありがたいのですが。

河合　とても難しいですよね。私自身に関しては、実はヒューマニストに一番近いのではないかと思っています。

ヒューマニストの定義には正式なものもあると思うのですが、私はそれを自分なりに、チャプレンとしての活動のモチベーションに基づいて定義しています。

私自身のチャプレンとしての活動の動機の根底には「人のために何かをしたい」ということがあります。例えばこれも私自身の偏見だと思いますが、クリスチャンの人であれば神の思し召し、「コーリング（Calling）」ということがあると思います。私自身のチャプレンになりたい気持ちというのはコーリングだと思う一方で、それはどういうタイプのコーリングなのかと自分でも混乱するわけです。

でも私の場合には、やはり「人のため」に何かしたいという衝動がモチベーションになっている。そしてその活動のモチベーションが、何かの宗教、何かの神、何かのディエティ（Deity：神性）、何かの存在とか、宗教的な教えのためではなく「人のため」、であるのが「ヒューマニスト」ではないかと考えています。

3　インターフェイス・ミニスターとインターフェイス・チャプレン

河合　次に、「インターフェイス・ミニスター（インターフェイスの聖職者）」と「インターフェイス・チャプレン」という概念についてですが、この両者は互いに異なるものなんです。私はインターフェイス・ミニスターとしてオーディネーション（ordination: 叙任・任命）を受けてますが、インターフェイス・ミニスターというのは、必要とされる場面が非常に限られており、特殊なものだと思います。▼5

アメリカでは、例えば結婚式はミニスターが執り行いますが、その式の当事者、つまり新郎や新婦が二つ以上の宗教を持っているケースがよくあります。

例えばお母さんはカトリック、お父さんはユダヤ教で、そのどちらの宗教にも接しながら育ったので、自分の式にはその両方の要素を取り入れたい、というようなことがあります。そうした場合に、カトリックの神父とユダヤ教のラビの両方が呼べたらいいのですが、中々そうもいかないですし、どちらの宗教の要素も含んだような式をしたいときにインターフェイス・ミニスターが呼ばれ、そのような式を執り行ったりします。

インターフェイス・ミニスターはそうしたトレーニングも受けています。お葬式やほかの儀式に関しても同じことが言えます。私自身、インターフェイス・ミニスターのオーディネーションを受けていますが、インターフェイス・ミニスターとしての活動は何もしていません。浄土真宗のお寺に属し、ミニスターズ・アシスタント（minister's assistant: 聖職者助手）として仕事させていただいています。インターフェイス・ミニスターのことについてお話ししましたが、インターフェイス・チャプレンについてもお話ししましょうか。

谷山　そうですね、同じ文脈で話していただければ。インターフェイス・ミニスターとインターフェイス・チャプレンは、言葉上とても似ていますからね。

河合　そうですよね。先ほど小西さんがおっしゃったように、アメリカのチャプレンは多くの場合、インターフェイス・チャプレンであることを要求されると、私は思っています。

ただ、私はアメリカ全土ではなく、カリフォルニア州の限られたサンディエゴのことしか知らないので、他の保守的な地域に行くとひょっとして違うかもしれません。私は病院とホスピスでチャプレンとして働いていますが、患者さんやご家族にはいろんな宗教の方がいらっしゃるので、その方々に対応できるようにインターフェイス・チャプレンであることが求められます。

患者さんやご家族に「あなたはどういったチャプレンですか」と聞かれたときに「インターフェイス・チャプレンです」と答えると、「それは何ですか」と聞かれることが多々あります。その場合、インターフェイス・チャプレンとは、すべての宗教、どのような宗教を持ってる人も、もしくは宗教を持っていない人もサポートするものなんですよ、と私はお伝えしております。

ですので、全ての宗教または何の宗教も持たない人をサポートするのがインターフェイス・チャプレン、というのが私の認識です。

谷山　インターフェイス・ミニスターは、役割がだいぶ限定されているけれども、いろいろな宗教的背景を持った方々のために、どちらかというと司式をする、儀式を遂行する役割が非常に大きいような感じを受けています。

しかしヒューマニストとなると、だいぶ思想というか、特定の考え方に基づいて実践している側面が強いのかな、という印象があります。

インターフェイス・チャプレンということになると、背景がインターフェイス・ミニスターだからインターフェイス・チャプレンだということでは全くなくて、背景にいろいろな宗教があり得る。

背景がブディストの場合についてですけれども、その場合、ブディスト・チャプレンと名乗る場合と、インターフェイス・チャプレンと名乗る場合とでは、やはりちょっと違うということですよね。

河合　そうです。

4　インターフェイス・チャプレンのアイデンティティ

谷山　河合さんには、いろいろな背景はあるにせよ、インターフェイス・チャプレンというアイデンティティをもって活動されているということなのかなとは思うんですけどね。

河合　そうですね。こちらでブディスト・チャプレンというアイデンティティを持った人はいますが、私は自分のことをブディスト・チャプレンと呼ぶことはありません。

なぜかというと、お話ししたように、私はチャプレンとしてはインターフェイスだからです。ですので、チャプレンとして自分をブディストと呼ぶことにすごく違和感を感じるし、そこに自分は属していないと常に思っています。

チャプレンと言った時点で、おそらく多くの場合がインターフェイスということなのかなと思いますが、ただ、これも偏見かもしれませんが、長年キリスト教の牧師をしていた方がチャプレンをされる場合、その経験を全面に出したようなケアをされる方もいらっしゃるので、本当に人によると思います。私はシャープ病院でCPEを受けましたので、そこでの訓練に基づいたインターフェイス・チャプレンとしてのケアが強く根づいていると思います。

谷山　そうですね。人によっても少しずつ、広い意味でインターフェイス・チャプレンっていう枠の中にいても、特定の宗教の色が強い人とそうでない人もいるっていうことなんでしょうか。

河合　そうですね。

谷山　この辺りまで聞いていていて、窪寺さん、何かありましたら。

窪寺　ありがとうございます。たいへん興味深いテーマをお話しくださってありがとうございます。また非常に本質的な問題を提供してくださっていると思います。チャプレンのアイデンティティの問題です。それは私たちのケアの質と関わるテーマだと思います。

私はキリスト教徒で、一九七二年に神学校を終えて、バージニア州のリッチモンド市のリッチモンド・メモリー・ホスピタルでCPEを一年間受けたんです。それと並行して個人的にカウンセリングも受けました。私のカウンセラーは実存的なカウンセラーで、大変有名な人でしたけども非常に厳しい方でした。CPEとは違ったアプローチで、私の問題を見てくださいました。

一年間のCPEの訓練を修了して、私はジョージア州のアトランタ市に戻ってきたときに、グループ・カウンセリングに入れてもらいました。ドクター・ミラーという精神科の先生がなさっているグループでした。ミラー先生はクリスチャンで牧師夫人でした。キリスト教の強い背景をお持ちになっていましたけど、それを抑制されて、表にあまり出されませんでした。さっき河合さんがおっしゃってくださってように、非常にニュートラルで、むしろヒューマニストとしての立場で関わってくださったように思います。

私は自分のアイデンティティとケアの在り方は深く関係していると考えていますが、自分の立場を前面に出す人とそうでない人がいると思います。自分の立場を前面に出さないで、ヒューマニストとして自分をプレゼントすることは、ケア者としては非常に重要なんじゃないかと考えます。できるだけたくさんの人を受け入れる許容性を持つ姿勢は、重要だと考えます。

私は自分のアイデンティティを重視する立場にいます。自分の立場が不明確だと、他者に対する許容度や寛容性、広がりができないのではないかと思っています。

だから、仏教徒なら仏教徒として自分のアイデンティティをしっかり持っているということが、同時にそれが広がりになっていくのではないか、その辺が私が思っていることです。それぞれに持っている自分のアイデンティティを深めていくということが、ケア提供者には重要だと考えます。それを意識することでその人がスピリチュアリストとして成長し、ケアの実践で成熟したケア者になっていくのではないかというふうに思います。そんなことを今思いました。ありがとうございました。

河合　ありがとうございます。おっしゃるとおりだと思います。そしてまた、まず皆さんがアメリカでCPEを受けられたということに、泣きそうになるような感動を受けていて、大変な経験だし、それを受けられた上でお話しさせていただけているというのがすごくうれしいなって、今すごくかみしめています。

窪寺　それは河合さん、私自身もそうです。河合さんが同じベースを持っていることをたいへんうれしく思っています。ありがとうございます。

河合　本当におっしゃるとおりだと思います。自分のアイデンティティをしっかりわかっている、いないということをCPEではものすごく言われますよね。私がチャプレンとしてブディストじゃないというのにはもちろん理由があって、そこに重きを置きたくない、やはりチャプレンとしてはあくまでもインターフェイスでいたいので、そこでブディストと自分を呼びたくないという、強い思いがあるわけなんです。

ただ、個人的な信仰といいますか、パーソナル・プラクティス（個人的な信仰実践）は何ですかというふうに言われたときには、仏教ですとお答えしておりますので、自分のアイデンティティ、チャプレンをするにあたってのモチベーションはヒューマニズムなのですが、自分の信仰が何かということになったときにはやっぱり仏教なんだなというふうには思っております。

それともう一つ窪寺さんのお話をお聞きしながら強く思ったのは、これは私が常に頭に置いてることなんですが、誰のためのケアなのか、とケアする際に常に考えることが一番大切だということです。

自分のアイデンティティを強く持っておきながら、ケアする相手の方がいつも一番にくるということを念頭に置いているので、何をすることが今必要かと考えたときに、自分のプラクティスが出てくるとしても、それは自分がしたいからしてるのか、自分の宗教がそれだからしてるのか、そうではなく、この方が必要としてるからするんだ、それを一番大切にすることが重要なんじゃないかなといつも思っています。

例えばお祈りをするのは自分がしたいからするのか、それとも患者さんが必要としていらっしゃるからするのか、というようなことです。

窪寺　私たちがメニューの多様性を持つことは重要ですね。必要としている人の必要に応えるメニューを用意しているということです。自分はキリスト教だから、キリスト教のことしかわからないというのでは、それはちょっと問題、論外だと思うんです。

だから、自分の宗教を持ちながらなおかつ幅広いケアができることがチャプレンの立場であり、伝統的な宗教者の立場との違いなのだと思います。そういう幅の広さがチャプレンを持っている豊かさなんじゃないかと思います。

5　アメリカの大学でのインターフェイス・チャプレン教育

河合　そうですね。次に先ほど小西さんからご質問いただいた中にありました、クレアモントのインターフェイスの教育がどういったものか、というお話をさせていただきたいと思います。私は以前の、インターフェイスの教育がなかったときのクレアモントのことを知らないので比較ができないんですが、そもそもはClaremont School of Theologyはメソジストの学校なので、ベースはクリスチャンなんです。インターフェイス・チャプレンのプログラムができたのは私が入ったときが一番初めの年だったと思います。

その中で、もちろんアメリカのスピリチュアルケアというのは、世界的にもそうかと思いますが、キリスト教がベースになっていますので、キリスト教をベースにしたスピリチュアルケアのクラスが多いわけです。

その中で私は本当にものすごく苦労しました。キリスト教の環境で育っておりませんし、キリスト教の勉強も大学で少ししただけなので、どんな話を聞いてもすべて頭の中で自分のコンテクストに変換しないと理解できないわけです。それを四六時中しないといけない、ということですごく苦労しました。

ただその中で、インターフェイス・チャプレンのクラスメイトには、クリスチャンの人が大半ではありましたが、イスラム教やユダヤ教の人もいましたし、アメリカ人の仏教徒の人もいました。

キリスト教のことはクレアモントで勉強できますが、窪寺さんもおっしゃったように、自分の信仰のアイデンティティを強く持ったり、その信仰について学ぶために、クレアモントは他の学校と連携を取っております。

ユダヤ教はAcademy for Jewish Religion、仏教はUniversity of the West、イスラム教はBayanという学校でクラスをとれるようになっていました。私は、個人のアイデンティティとしては仏教徒ですので、学校のカリキュラムの中で仏教の学校で授業をとることがリクワイアメント（requirement: 必修）にもなっていました。

ですので、ロサンゼルス西部にあるUniversity of the Westにも行って授業をとりました。そこでは世界中のお坊さんや尼さん、在家の仏教徒のクラスメイト達と学ぶことができてとても良い経験をしました。

ユダヤ教の学校でも授業をとりました。いろいろな信仰を持ったクラスメイトと共にいろんな宗教のことを学ぶことができたので、いろんな患者さんに対応するということも、その中で学べたのでは、と思います。

小西　一つ質問させていただきたいのですが、例えばユダヤ教とか仏教とか各宗教について学ぶ機会があることは理解致しましたが、「インターフェイス・チャプレンとしてどうあるべきか」というと変ですけど、インターフェイスということ自体についての講義のようなものはあったのでしょうか。

河合　ありました。「Interreligious Dialogue and Leadership（宗教間対話とリーダーシップ）」、Interfaith Care and Counseling（インターフェイスのケアとカウンセリング）、Interreligious Studies（宗教間学）などがありました。

6　CPEでのインターフェイス教育

河合　でも今振り返って、インターフェイス、特にインターフェイスのケアということについて強く教えられたのは、CPEであったと個人的には思います。逆にお聞きしてよろしいですか。お二人はアメリカでCPEを受けられたときに、インターフェイスについては何か言われていましたか。

窪寺　あまり言われていませんでした。私は一九七二年ですけれど。白人と黒人の問題については強く言われました。それから、私は一緒にCPEとったときに、韓国の方が一人おられました。それからカトリックの方もおられました。バプテストとメソジストなど、立場は異なっていましたが、インターフェイスの問題としては扱っていませんでした。

CPEで強く学んだのは、相手を尊敬するということ。いろんな背景の人があって良いと学びました。例えば韓国から来ていた学生さんがいました。

彼は、元々は北朝鮮から南に移ってきた経験を持っている方でした。彼があるときに、自分たちが宝にしているものがあるといって、家に招いて見せてくれたのは、家族の写真でした。

これは、自分たちにとっては宝だと言いました。

家族がいて、北朝鮮でみんなで生活していた。家族を思い出すのはこの写真だけだと言われたのを聞いた時、彼の人生の苦しさの一端を垣間見たように感じました。政治によって家族が分断された悲しみは、僕のような家族を持つものには分からないと自分の限界を痛感したのです。

小西　私のCPEの場合、特にインターフェイスについての講義を受けるような機会はなかったのですが、印象的だったのは、「スピリチュアル・プラクティス（spiritual practice）」という時間があって、それはそれぞれの研修生が、自身の宗教宗派についてその概要や儀式を紹介したり、その儀式を研修生全員でやったりするような時間があって、それはかなりインターフェイス的なことだったのかな、と思います。

実は私はあまりインターフェイスということを意識したことはなくて、先ほども申し上げたかもしれませんが、私自身はキリスト教の背景もあるので、クレアモントの神学大学院でキリスト教の話を聴いたり講義を聴いていても、アットホームな、自分の家にいるように感じていました。ハーバードでは仏教をメインに学んだのですが、その講義を聴いていてもアットホームな感じを受けていたので、インターフェイスということをあまり意識しなかったのです。

違い、ユニークネス（Uniqueness）ということで言いますと、自分を深く掘り下げること、先ほど窪寺さんおっしゃられた、「自分のスピリチュアルなオリエンテーション」ということ、自らの歴史、どのような経緯で自分のスピリチュアリティが形成されてきたのかを意識化する、というような作業は非常に徹底的にやったんです。後はもうみんな、宗教宗派に関係なく必要なことをみんなで学び合う。CPEにはその両面がある。そこがCPEの一番良いところかな、というふうに思います。

河合　すごく興味深いですね。そのときの時代背景というのが大きく影響しているのだと思いますし、一九七二年だったら、白人と黒人の問題に焦点が当てられたシビルライツムーブメント（civil rights movement: 公民権運動）の頃ですよね。アメリカでは今始まったことではありませんが、最近は日本でもLGBTQに関する多様性についても議論されていますね。

私はレジデンシー（一年間四単位のプログラム）のときに、サイキアトリック・ユニット、精神科病棟に配属されていたのですが、LGBTQであるがために発生した問題、それによって受け入れられなくてうつになったティーンエイジャーの患者さんが多くいました。でもティーンエイジャーだけじゃなくて、六〇代の患者さんが泣きながら同性愛者であるためにつらい思いをした経験を話してくれたようなこともありました。ですのでそうした面も配慮しながらのケアが求められていました。多様性の中身も時代によって違うし、今もっといろんな分野に対応できるようなことが求められてるのかなと、お話をお聞きしながら、すごく興味深く思いました。

相手を尊重する、相手の宗教や、相手の人種、または相手のセクシュアリティ、それをすべて尊重するということは、各々自分の考え方もあるので、本当に受け入れられるかどうかは人によって違うかと思いますが、チャプレンである限り、チャプレンとしてその人と接しているときというのは、相手の方に対してすべてオープンになり、その方のすべてを尊重して敬意を持って接することができるのか、ということが、大切なことなのかなと思いました。全く偏見や先入観を持たないということは不可能だと思うので、自分はどういう偏見を持っているかを認識しておくことも大切だと思います。

谷山　CPEの話とインターフェイスの話がつながってきてるわけですが、インターフェイスやそれ以外のことも含めて、CPEを、四ユニット（アメリカプロチャプレン協会でチャプレンになる要件として設定されているユニット（単位）数）を上回る六ユニットもとられた経験全体を通じて、ご自身の学びということでいうと、どのようなことが印象に残っていますか。

河合　一つ目のユニットはまだ日系企業で働きながらのときでした。月曜日から金曜日まで働いてたので、土日でクリニカル・アワー（Clinical hour）、実際に患者さんを訪問するトレーニングを行いました。二つ目のユニットはクレアモント大学院に行きながらのときで、六ユニット全てシャープ病院でとりましたが、ホーム・ヘルス（home health）を担当しました。ホーム・ヘルスとは何かといいますと、例えば手術を受けた後、アメリカでは長い間入院させてもらえないんです。

すぐに退院させられますが、傷の手当てなどまだいろんなケアが必要だというときに、病院に行かなくても看護師さんやフィジカル・セラピー（physical therapy: 理学療法）やオキュペーショナル・セラピー（occupational therapy: 作業療法）、そういうスタッフが家に来てくれるんです。それをホーム・ヘルスといいます。ですので、日本の在宅看護とは少し違うかもしれません。

そしてその一環で、チャプレンも患者さんを訪問します。おそらくホーム・ヘルスでチャプレンがいるのは、アメリカでも非常に珍しいことだったと思います。

レジデントでの四ユニットは主に精神科病棟が担当でした。ですので六ユニットを通していろんなところに配属されました。

大きな病院ですので、その中に身体のリハビリの病棟もありますし、癌患者さんですとか股関節の手術の人とか、さまざまな病気やけがとか手術の方がいらっしゃる。産院もありましたので、妊婦さんや未熟児で生まれた赤ちゃんのためのケアもしました。精神科病棟の中もシニアの方の病棟、そこが私は一番好きだったんですが、他にはティーンエイジャーや、一二歳以下の子供の病棟、それも入院してる子どももさんもいっぱいいいらっしゃいました。また薬物、アルコール依存のリハビリの方たちもいらっしゃいました。ですので本当にいろいろな病気を持っている方のケアの経験をしましたし、いろいろなお話をお聴きしたり、それに対応するスキルもその中でつけることができたのかなと思います。

それと、レジデントのときのピア（peer: 同僚）に関しては、私たちは六人のグループだったのですが、すべて女性だったんです。すべて女性と聞いたときは、えっと思いました。というのも、日系企業で営業をしていたので、逆の場合が多かったんです。私だけが女性で、他のみんなは男性という環境に慣れていたので、女性ばっかりか、いや経験ないなと思っておののいてたんですが、みなさん大人の方々なので、当たり前ですが別に恐いことはなかったです。

ただ、女性であること以外は、ものすごく多様なグループでした。私は日本からの移民ですし、他のメンバーはメソジストで韓国人の移民の女性と、インドから来たご両親のもとに生まれ、そもそもシク教だったが、旦那さんがカトリックなのでカトリックに改宗した女性と、プロテスタントのルーテル派の白人の人と、プロテスタントのプレスビテリアン（長老）派の白人の人と、ナイジェリアから来たクリスチャンの人という、女性ということ以外は本当にものすごく多様なグループでした。

その中で自分の宗教観に対して、レリジオシティ（religiosity: 宗教的熱意）というか、その信仰の強さとか、宗教観も本当にみな様々だったので、お互いに非常に異なる背景の関係性もあり、私はアフリカのナイジェリアのクリスチャンの人と初めの頃に衝突しました。

先ほどお話ししたお祈りを誰のためにするのか、ということで彼女と議論しました。私はインターフェイスの意識が強かったんですけれども、彼女は牧師さんで強いキリスト教の信仰をお持ちだったので、初めのうちはぶつかりましたが、議論を交わして理解を深めていくうちに、最終的には絆が深まって仲良くなりました。

そうした多様な中で共にぶつかり合いながら学び合いながら、お互いのことも理解できるようになっていくし、もちろん自分のこともその中で分かっていくので、嫌だと感じたり怒ったりする際の自分のトリガーがどこにあるか、ということも分かるようになりますし、それがCPEのコアなところだなと思います。そういうことを学ぶことができたのが大きかったなと思います。

7　アメリカの医療チームでのチャプレンの役割

窪寺　お尋ねさせていただいてもよろしいですか。チャプレンとして現場で働かれてるときに、医師とか看護師さんとかＰＴ（physical therapist: 理学療法士）だとか薬剤師さんとの連携をアメリカではどんなふうになさっているのか。

特に、チャプレンに対する思い、それは尊敬されているのか、チームの一員として非常に重要な役割を担ってくれているという認識なのか、その辺の多職種の中でのチャプレンの位置、あるいは期待度みたいな、そんなところ教えていただいてもよろしいですか。

河合　すごくうれしいご質問で、すごくシェアしたいお話です。チャプレンはれっきとしたチームの一員で、自分で言うのもなんですけど、チームの一員として尊敬されていると思います。倫理観ですとか、インテグリティ（integrity: 一人の人間としての筋《すじ》）のある人間であるというふうに思ってもらえてるのかなと思いますし、病院やホスピスのバイオ・エシックス（bioethics: 生命倫理）のミーティングには必ずチャプレンが呼ばれますので、そういう部分でもチャプレンの存在は求められていると思います。

ホスピスでは二週間に一回ＩＤＧミーティング、インターディシプリナリー・グループ（Inter Disciplinary Group: 多職種グループ）のミーティングがグループごとにあり、そこにはお医者さん、看護師さん、ソーシャルワーカー、チャプレンが必ず出席しないといけないんです。ご存じのように、アメリカのホスピスではチャプレンは必ずいないといけないという規則があります。そこで、特に私が勤めているミッション・ホスピスでは、六つのグループに分かれていて、私が属するグループはサンディエゴ南部を担当していますが、現在約八〇人の患者さんがいらっしゃいます。その患者さん一人一人に対して、それぞれのディシプリン（discipline: 専門分野）、チームメンバー一人一人が、その患者さんに関して言及します。

まずは看護師さんが、それぞれの患者さんについて、現在どのような状態であるかを説明します。

その後ソーシャルワーカーとチャプレンも、その患者さんについての情報をグループでシェアします。チャプレンからは、例えばこのあいだ神父さんが訪問されて、この患者さんはサクラメント（sacrament: 秘跡（儀式の一種））を受けられました、とか、ご家族が今こんな状態で、いろいろ大変なのでそれに対してサポートしています、などと話します。すべての患者さんに関してチャプレンの意見が求められますので、チームの一員として認められている状況だと思います。

病院に関しては、最初のユニットではまだ自分が未熟だったので、お医者さんの前で話すことがすごくためらわれました。それと病院の看護師さんは非常に忙しいので、看護師さんに話しかけるのも初めは恐かったんです。

ただ、働いている中で、チャプレンとしての自分のアイデンティティも確立してきますし、チームの大切な一員だという自負も生まれてきますので、今ではしっかりと話をします。相手もちゃんと聞いてきてくれます。レジデンシー（residency: チャプレンとなるのに必要な四ユニットを取るためのプログラム）で精神科病棟を担当していたときには、シニアの病棟のスタッフミーティングにも参加していました。そこでは精神科病棟全体のメディカル・ディレクターの方が、今日はノリコがいるから、ノリコの意見を聞こうよと率先して言ってくれていました。

窪寺　以前、アメリカのホスピスを見学に行ったことがあります。そこのホスピスでは、チャプレンが中心的なコーディネーターになっていました。お医者さんは患者さんのペインのコントロールをする。身体的な苦痛や障害の管理はお医者さんにお願いする。日常的なケアは看護師さんにお願いする。中心的コーディネートはチャプレンがなさっていました。チャプレンが重要な役割を担っていました。

アメリカでは、今そういう傾向になってきているのでしょうか。あるいは、やっぱり今でも、どなたか中心となる方がいて、その人の元でチャプレンは一つの駒として動いているのか、その辺はどうなんでしょうか。

河合　そのお会いになったホスピスのチャプレンの方はおそらく素晴らしかったのだと思います。

チームの一員ですと言いながらも、私はそこまで中心には成れていないと思います。私のチャプレンの同僚はみなさん素晴らしい人ばかりなんですが、それでも中心ということではないと思いますね。

ただ、みんながそれぞれの役割を持っているので、誰が一番ということがない、と思うと同時に、どこかに重きが置かれているとしたら、やはり看護師さんかなとも思います。なぜかというと、ケース・マネジャーは看護師さんだからです。

ですが、チームのリーダーであって看護師さんがまとめてはいるけれども、他のメンバーもそれぞれの役割を担いながら、一緒に働いているという感覚かと思います。

谷山　日本の場合、ホスピスというと緩和ケア病棟のイメージがとても強いのですが、他の国では基本的に在宅ケアサービスのイメージの方が強いです。

そういう意味では、日本の在宅訪問看護も、看護師さんがかなり重要な役割を占めているなと、比較しながら今の話を聞いていました。

でもおそらく、状況によってはドクターが中心になったりとか、いろいろなケースはあるだろうと思いますが、いずれにせよアメリカの在宅ケアでは、看護師さんの位置は非常に重要なんだなというのは、ある程度共通しているような印象を持って聞いていました。

小西　私自身の経験では、それぞれかな、という気がしています。日本でのことになりますが、東札幌病院ではチームと一体となって活動していましたし、岡部医院でももちろんチームとも連携していましたが、どちらかというとかなり自由にやらせていただいていました。

一つ質問なのですが、窪寺さんが言及されたホスピスは、もしかしたら宗教組織が経営しているホスピスなのかな、などと思ったのですが。

窪寺　特に宗教的なものは持ってなかったように思うんです。

小西　そうなんですね。それは在宅ではなくて？

ます。

窪寺　病院で。

小西　病院のホスピスなんですね。ありがとうございます。この、どの職種の人がリーダーシップをとるのかということは、どこの組織でもそうかもしれないですけど、そのチームの組み合わせやメンバー個人のキャラクターによってかなり変わってくるのかな、という印象もあります。

窪寺　そうですね。本当にそうですね。

谷山　いずれにせよ、多職種連携というのは、今、河合さんが働いておられるように、一定の中心的な人はいるにせよ、お互いの職種が対等な立場にいるということが非常に重要だと思いますので、とてもいい環境だなと思って聞いていました。

河合　一つ言えるのは、アメリカと日本の看護師では、おそらくできることが違うということも理由の一つだと思います。米国のナース・プラクティショナー（nurse practitioner: 医師と看護師の中間的存在）は薬の処方もすることができます。レジスタード・ナース（registered nurse (RN):（正）看護師）もかなりのところまでのケアができると思います。お医者さんはもちろん大きな役割を持っていらっしゃいますが、特にホスピスでは看護師さんが最も大きな役割を担っていらっしゃると思います。

谷山　そうですね。日本のホスピスや在宅ケアの中心的なところにいるドクターたちと話をしていると、医者の役割は、特に終末期ではそれほど多くないので、医者があんまり出しゃばらない方がいいんだとおっしゃっている医者もいます。役割としては、医者の担わなければいけない部分が相対的に少ないというのはその通りだと思うんです。その点やはり看護師さんの役割がとても大きいということですね。

河合　看護師さんは一四日に一回、必ず患者さんを訪問しないといけないということが規則で決められています。多くの患者さんの場合、一週間に一回は看護師さんが訪問しています。

小西　少し具体的な話になってしまいますが、ホーム・ヘルスで患者さんのご家庭を訪問するスケジューリングについてですが、それぞれの専門職が独自にスケジューリングされているのでしょうか。あるいは多職種が一緒にスケジューリングしているのか、その辺りについて教えていただけますでしょうか。

河合　それはおそらくホスピスによると思います。私は病院のホーム・ヘルスでも働いていましたし、今のミッション・ホスピスの前に違うホスピスでも働いていましたが、スケジューリングの方法も職場によって違いました。今のホスピスでは初回の訪問は、チームで行くようにしております。その場合のチームというのは、看護師、ソーシャルワーカー、チャプレンです。お医者さん、ホーム・ヘルス・エイド（シャワーの介助をする人）もチームメンバーですが、そこには参加しません。

患者さんやご家族にも説明していますが、初回はみんなで行くと、「このチームでケアをします」という形での自己紹介ができます。また、三人が別々に訪問すると、患者さんやご家族に同じお話を三回してもらわないといけないことになってしまうので、それを省略することができます。そのため初回の訪問は、出来る限り三人で行くようにしております。もちろん患者さんやご家族のご都合を優先するのでこの限りではありませんが。
どのようにすることがその患者さんやご家族に一番いいのかということを優先しているので、二回目からはソーシャルワーカーの人と二人で訪問することもありますし、連絡がつきにくいとか、お忙しい方もいらっしゃるので、看護師さんと一緒にジョイントで行くこともあります。お話をじっくりとお聴きした方がいいような方だと思うときは、一人でアポイントメントをとっていくこともあります。
以前勤めていたホスピスでは、他の同僚と一緒に訪問することはほとんどなかったです。ほぼ常に単独で行動をして、ミーティングの時以外は同僚に会うことがほとんどないようなホスピスでした。私個人的には、同僚とコラボレートすることができる今のスタイルのほうが良いと思っています。

小西　単独で訪問する場合は、事前に自分で電話してスケジューリングするような感じでしょうか？

河合　そうです。

小西　なぜこのような質問をさせていただいたかと言いますと、私も少しだけ日本の在宅ホスピスで働いていたことがあるのですが、その時の経験からするに、例えばこの職種の後にこの職種が訪問した方が良いだろう、であるとか、患者さんやそのご家族に対して、職種ごとに何度も電話をかけてしまうようなことがないように、であるとか、様々な条件を考慮してスケジューリングしようとすると、それが意外に難しいプロセスになってくるということがあったからです。そこが在宅が病院と一番違うところだな、との印象を持っていました。ですのでどのようにやっていらっしゃるのかな、と関心を持った次第です。

河合　電話するのが苦手な方もいらっしゃると思います。ホーム・ヘルスでインターンをしていたときに、患者さんにいきなり電話するのが苦手だ、という人がいました。私は以前、企業で営業をしていたので、それほど苦に感じませんでしたが、営業の時の習慣が抜けてきた今になって、電話するのがちょっと恐くなってきています。でも自分を奮い起こして、日々電話してアポイントメントをとっています。

8　他宗教のチャプレンとの連携

谷山　ありがとうございます。多職種間の連携の話をしていましたけれど、もう一つチャプレンとして、同じような背景を持っていても他の宗教のチャプレンを呼ぶということもあるかもしれませんし、やはり特定の宗教のチャプレンが必要だとか、いろんなケースがあると思うんですけれども、他のチャプレンとの連携について、どのような経験をされていますでしょうか。

河合　私の職場では基本的にみんながインターフェイス・チャプレンなので、理論的にはみんなが全ての人のケアをできるはずなのですが、患者さんやご家族の中には、どうしても「この宗教のチャプレンを呼んでほしい」と言われることが稀にあります。

実は二日前ぐらいにもそうしたケースがありました。その方は患者さんのお姉さんでしたが、「私たちはバプティストだが、しかし必ずしもバプティストでなくてもいいのでキリスト教に対する篤い信仰心のあるチャプレンに来てほしい」と言われました。私が住んでいるサンディエゴはメキシコに近く、スペイン語を話す人が多いので、スペイン語を話すチャプレンを希望する方も多くいらっしゃいます。この患者さんは英語とスペイン語のバイリンガルでしたが、同僚にクリスチャンでスペイン語を話す人がいるのでその人に訪問をお願いしました。

多くはないですが、日本人のチャプレンを希望される方もいらっしゃいます。他のチャプレンからの「仏教徒だから訪問してほしい」という依頼の場合は、ん?と思うようなこともあります。例えば「お経を詠みたいらしいからノリコ行って」と言われたりすることがあります。そうした場合には宗派によって多様なお経があることを同僚のチャプレンに説明したりします。逆にそうした宗教や言語の違いの関係から、私の方から他のチャプレンにお願いするということもあります。

もう一つ、チャプレン間ではないですけれども、メキシコが近く、ラテン系の方が多いので、カトリックの方が非常に多いです。「病者の塗油」という儀式（カトリックの秘跡の一つ）をお願いされることが多いのですが、それは神父さんにしかできないことなので、私にはもちろんできません。その場合、その方がどこかの教会に属していらっしゃったらそこに連絡してお願いしますし、属していない場合には、その地域のカトリックの教会に連絡をしてお願いしています。

カトリックだけでなく、プロテスタントの牧師さんとお話がしたいという場合は、チャプレンが対応することもありますが、地域の教会にお願いしたりもしています。
地域でコミュニティ・チャプレンをしていらっしゃるラビ（rabbi: ユダヤ教指導者）の方にも何度かご連絡したことがありますし、イスラム教のコミュニティに連絡したこともあります。チャプレン同士ではないですが、地域の宗教団体に連絡して、そこからサポートをお願いすることも時々あります。

小西 今、「コミュニティ・チャプレン」とおっしゃったのですが、それはどのようなものなのでしょうか？　実は臨床宗教師には「コミュニティ・チャプレン」とも言うべき性格があるようにも思うので、もちろんその定義次第ではありますが、それについてごく簡単で結構ですので、教えていただければ幸いです。

河合 私がCPEをしているときに一度コミュニティ・チャプレンの方がクラスに来られて、ユダヤ教の患者さんのケアについて講義をしてくださいました。その方からは、「もしこの地域のユダヤ教の方で、ユダヤ教のケアを求めている方がいらっしゃったらご連絡ください」と言われました。

小西 その方は地域のどちらかのシナゴーグ（synagogue: ユダヤ教会）にも所属していらっしゃる方なのでしょうか？

河合 そうだと思います。ただどこに属していらっしゃるかは、わかりません。
その他に大きな組織でサポートをいただいているのがエホバの証人です。アメリカ人にもメキシコ人にも比較的多くの信者さんがいらっしゃいます。エホバの証人の方は、チャプレンの訪問を断る場合がほとんどです。彼らは自分の属するコミュニティのサポートが非常に強い。ですので、「病院やホスピスのチャプレンは結構です、もう既にサポートがありますから」とおっしゃいます。とても印象に残ってるのが、六つに分かれている精神科病棟の中でも、まだ症状がコントロールされていない患者さんが多くいる「精神科ＩＣＵ」と呼ばれる閉鎖病棟だったんですが、そこでエホバの証人の患者さんからエルダー（elder: 長老、コミュニティの指導的立場の人）に会いたいとの希望がありました。その病院ではエホバの証人のエルダーの方がボランティアとして毎週来られ、エホバの証人の信者の患者さんを訪問してくださいます。

患者さんの宗教は入院の際に伺うことになっていますので、また病院のスピリチュアルケアのオフィスはエホバの証人のコミュニティとも連携をとっているので、エホバの証人の患者さんがいらっしゃった場合には、そのことを伝えるとボランティアの方が訪問してくださいます。その精神科病棟の患者さんが、エルダーに会いたいとおっしゃったので連絡させていただいたことがあるのですが、二人の方がいらっしゃいました。その病棟の中のミーティング・ルームで個別に会っていただきました。非常に手厚いサポート体制だと思いました。このようにチャプレン同士でも連携をとりますが、外のコミュニティの宗教団体とも綿密な連携をとっています。

スピリチュアルケアのオフィスに、様々な宗教団体のリストがあるのですが、私が属するお寺もその一つで、病院から時々連絡があって、病院を訪問することがあります。

谷山　今、最後におっしゃっていた、宗教団体のリストについてですが、病院やホスピス毎にリストを作っているということでしょうか。
河合　はい。
谷山　それは、チャプレンが持っている情報ではなくて、組織として持っている情報ということなんですよね。
河合　病院の場合は、スピリチュアルケアのオフィスにありましたので、組織として共有しているものです。
谷山　実際、本当に病院という場所は緊急性を問われ、すぐに連絡しなくては、ということもあったりすると思うので、あらかじめリストがないと大変だろうな、と思いました。
河合　そうですね。特にカトリックの患者さんの場合は、臨終の時には、「病者の塗油」のために今すぐ来てください、ということになります。

もちろん、できれば余裕をもって受けておいていただければいいんですけど、その儀式を受けることで死が近づくように思われる方がいらっしゃいます。チャプレンの訪問でさえも縁起が悪いと嫌がられることもあるのに、神父さんの訪問は特に嫌がられることがあります。そんなわけで最後まで待つ方が多いので、夜中に神父さんに連絡しなければならなくなることがあります。

それともう一つ、赤ちゃんのバプティズム（baptism: 洗礼）をチャプレンがすることについてはカトリック教会から許可をもらっているので、赤ちゃんが産まれてすぐ亡くなるということが分かっているような時には、夜中で神父さんと連絡がつかないことが多いため、チャプレンが洗礼しております。私自身も、二、三回したことがあります。

小西　それはブレッスィング（blessing: 祝福）ではなくて、バプティズム（baptism: 洗礼）なのですね。

河合　そうです。サーティフィケイト（certificate: 洗礼の証書）にもサインします。オフィスに聖水（キリスト教の儀式等に用いられる水）も用意してあります。

9　チャプレン自身のアイデンティティのエンドレスな追求

窪寺　私たちにとってもたいへん楽しい時間でした。今日、ここでテーマになったことは、現代における宗教の意味や役割に関わるテーマであったように思います。私たちは間接的な形で「人間とは何か」という非常に根源的なテーマについて議論してきたのではないかと思います。

特に河合さんがヒューマニストとしてのあり方を模索なさっていて、非常に正直にご自分のことをおっしゃってくださったように私には聞こえたんです。つまり、自分のアイデンティティをお話しくださるのをお聞きして、本当に正直な方だなと感じたんです。

私は保守的な教会で育ったものですから、それでいいのだろうか、という問いを絶えず自分に投げかけています。

おそらく河合さんは僕なんかよりもずっと先のところを走っておられていて、それゆえにまた苦しみを味わっていられたりするのかなと思ったりしていました。またそうしたことについてもお互いにシェアできたら楽しいのではないかと思ったりしています。今日、河合さんとこうしてお話しできたことを本当に感謝しています。本当にありがとうございます。

河合　ありがとうございます。泣きそうです。みなさんチャプレンでいらっしゃるから、素晴らしいケアをしていただいた気持ちです。本当にお会いできてうれしいです。ありがとうございます。

私が仏教徒としてスピリチュアルケアを学んだときに非常に苦労したというお話をさせていただきましたが、CPEの中でもそうでした。

私はアメリカに来て三〇年ぐらいになりますが、いればいるほどマイノリティとしての自分の位置を強く感じております。アメリカに来て日系企業で勤務していた頃には気がつかなかったことが多くあると思います。マイノリティのユニークさの良い部分もありますが、むしろそれによる難しさの方を毎日感じながら生活しております。もしかしたら日本でキリスト教徒であるということにも、似たようなところがあるのでは、と思いました。

窪寺　あると思います。

河合　マイノリティというのは、いろんなカテゴリーであるかと思いますが、私に関して言えば女性であるということ、移民であるということ、アジア人であるということ、仏教徒であるということ、それもチャプレンの中で仏教徒であるということで、何重にもマイノリティだなと日々思いながら生活しております。

いまだに、自分のアイデンティティやフォーメーションについて、日々模索しながらチャプレンをしています。ただ、チャプレンをする、人のケアをするというところには何の揺るぎもなく、自信を持っています。自分のアイデンティティというのは、誰しも日々模索し、日々ちょっとずつ変わっていってるんじゃないかなと思います。それは、キリスト教であっても何の宗教であっても、クレアモントのクラスメイトと一緒に学んだ中でも強く思いました。それは変わっていくもので、変わっていっていいもんなんだということを学びました。

10　アメリカのヒューマニスト・チャプレン

小西　「モチベーションがヒューマニストで信仰が仏教だ」とおっしゃったことに関して、この「ヒューマニスト」という概念がおそらくは日本の多くの読者の皆さまにはあまりなじみがないと思うので、またそれが「無神論者」や「無宗教者」とどのように違うのかということや、日米の宗教的背景の違い、特に日本のチャプレンや臨床宗教師の皆さんの、自分自身独自の信仰の在り方の模索という観点からも、この辺りについてもう少しお伺いさせていただければと思います。

そのために、恐縮ですが、最初に私自身の経験について少しだけ言及させてください。それはハーバードのゴードン・カウフマン（Gordon Kaufman）という著名な神学者のゼミでのことでしたが、そのゼミ生三名のうちの一人が、院生であると同時に、その大学でヒューマニストのチャプレンとしても働いていた方で、しかもその後ヒューマニストについての本を書かれ、それがニューヨーク・タイムズ・ベストセラーになった方なのです。

彼はそのゼミの中でキリスト教に対する批判的な発言を繰り返していました。そのことが私にはあまりにも極端に感じられたので、あるゼミが終わったあと、廊下で彼に「なぜそこまでキリスト教に対する批判を繰り返すの？」と尋ねたことがあります。

それに対して「タット（Tat：小西のアメリカでのニックネーム）は、アメリカに育っていないので理解できないかもしれないけど、アメリカにはクリスチャンでないといけないという強い暗黙の空気が存在するんだ。だからこうした形で発言する必要があるんだ」と説明してくれたことがありました。彼の場合、そうした空気に対する反発がヒューマニストになった主な動機の一つだったようなのです。

谷山さんも先ほど言及されましたが、欧米の「無神論者」というのも、日本の無宗教者とはだいぶ異なっていて、おそらくは既成宗教に対する批判や反発の要素がその根底にあるような印象を持っています。

また私は日本のチャプレンや臨床宗教師にとっても、自分の信仰、特になぜその信仰を持つようになったかという動機レベルから自らの信仰について考えることが非常に大きな課題だと思っているんです。

そうした意味で、河合さんがその辺りのことについてどのように考えていらっしゃるか、お聞かせ願えると、臨床宗教師の人たちにとっても非常に参考になるのではないかと思い、もしよろしければ差し支えない範囲で教えていただければと思います。

河合　お気遣いいただいてありがとうございます。ある方もおっしゃっていたのですが、私は仏教徒はヒューマニストなのではないかと思っています。

繰り返しになりますが、私はモチベーションが人であることが、ヒューマニストのポイントであると考えています。ではなぜ私は人のために何かしたいと思うのか。私がチャプレンとして、いつも患者さんやご家族に伝えたいと思っているのは、つらい思いをしているときは、ひとりぼっちになった気持ちになったり、この気持ちは誰にも分かってもらえない、この痛みは誰にもわかってもらえないと思うときに、「あなたは一人じゃないですよ、チームでサポートしますよ、私がお話をお聴きしますよ」ということが言いたいんです。

私自身が人生の中で、誰にも分かってもらえないという経験をしたことがあるので、誰にも分かってもらえないと感じている人に対して「あなたのその「分かってもらえず辛い」という気持ちを分かってますよ」とお伝えしたい、という気持ちが強いんです。

だから、私のケアのモチベーションには宗教があんまり介在していないのかもしれないと常々思っております。

しかし私は「あなたの気持ちが分かります」とは決して言わないようにしています。人の気持ちは他人には絶対に分からないと思うからです。私の気持ちが分かってもらえなかったように、私も人の気持ちは分からないと思うんです。

でも分かってもらえないつらい気持ち、そのつらさは分かります、とお伝えしたいと思っています。これが私のスピリチュアルケアにおけるモチベーションの一番核になっているところです。

先ほど谷山さんおっしゃったように、エイシイスト（Atheist: 無神論者）は、「無宗教者」ではなくて「無神論者」です。

だからおっしゃったように、神がいないことを信じている人ということなので、信じているものがあるわけです。だから小西さんもおっしゃったように、日本でいう無宗教の人たちとはやはりちょっと違うんだろうな、と思います。

小西さんが言及された方は、アメリカのヒューマニストのチャプレンの間ではスーパースターのような方なのですが、私が思うのは、彼の活躍は、ハーバードにいる白人の男性だったからできたことなのではないかと強く思います。

私が今のソーシャル・ロケーション（social location: 社会的位置）、つまり、アメリカでチャプレンをやっている移民であって、アジア人であって、女性であって、英語がネイティブでない私が、彼と同じことができるかと言ったら、非常に難しいと思います。こんなこと言うべきではないかもしれないし、代わりに私自身が挑戦するべきなのかもしれないですし、自分自身、もっとがんばらねば、と思うところもありながら、実際にはやはり難しいだろうなと強く思います。

これが私がヒューマニストとしてチャプレンになるということを選んでいない理由の一つです。

小西　心情としては近いけど、それを選んではいないということですね。

河合　そうですね。そこのエンドースメント（endorsement: 保証・推薦）をもらうほどの覚悟ができてないというか。ただ、彼のおかげでヒューマニストがアメリカ社会でかなり認められるようになってきた今となっては、ヒューマニストの団体からのエンドースメントをもらうということも可能かとは思います。

ただ私はパーソナル・プラクティス（personal practice: 個人的実践）は、やはりブディズム（Buddhism: 仏教）です。でもチャプレンとしてのモチベーションは、ヒューマニズムです。ややこしいですが。

小西　思うに、置かれている状況の中で、現代社会は状況自体が複雑なので、そこで自分に正直に生きていこうとすると、必ずしも単純に「私のアイデンティティは○○です」とはならなくて、「こういう面ではこうだけど、こういう面ではこうです」といった具合におのずとなっていかざるを得ないのではないかと思います。

しかも先ほどおっしゃられたように、社会も私たちも絶えず変化していくものでもありますので、私たちは絶え間ないそうしたプロセスを歩んでいくしかないのではなかろうかと思いました。どうもありがとうございました。

註

▼1 インターフェイス・ミニスター（Interfaith minister）とは、インターフェイスの聖職者。様々な宗教的背景を有する対象者に対応する聖職者のこと。主として宗教的儀式を執り行う。

▼2 APCとは、（米国）プロチャプレン協会のこと。米国におけるプロ・チャプレンとしての認定などを行っている。

▼3 ボード・サーティフィケーション（Board certification）とは、資格認定委員会認定のこと。この文脈ではAPCの資格認定委員会による認定チャプレンとしての認定を意味する。

▼4 エンドースメント（Endorsement）とは、いわばその資格申請者の所属宗教組織が、資格申請者について「この人はチャプレンとしてふさわしい人間である」ことを「推薦・保証」すること、その「推薦・保証書」を発行することであり、資格申請者の身元保証人としての役割を、その発行宗教組織が引き受けることを意味するものである。これは日本臨床宗教師会の「認定臨床宗教師」申請における、所属宗教組織の「身元保証人確認書」に相当する。「エンドースメント」は、APCから認められた宗教組織のみに許されている。それは長年の間、伝統宗教組織のみであった。しかし近年では、APCに申請しもしそれが認められたならば、伝統宗教宗派以外の組織でも（したがってインターフェイスな組織でも）エンドースすることが可能になってきている。

▼5 オーディネーション（Ordination）とは、「叙任・任命」のことであり、いわば宗教者としての資格を得ることを意味する。

コラム④　医療における臨床宗教師

沼口諭

臨床宗教師の大切なアイデンティティとしてインターフェイスが挙げられます。一方、臨床宗教師は臨床宗教師倫理綱領や倫理規約を遵守することが求められ、布教・伝道を禁じていますが、布教・伝道をしないということも臨床宗教師の大切なアイデンティティです。この二つのアイデンティティを備えた臨床宗教師が、私の医療現場でどのような役割を果たしてきたか振り返ってみたいと思います。

私は医師として三七年間医療に携わり、現在無床診療所を営む開業医として、外来診療や在宅医療を行っています。在宅医療では、月に約一〇〇人の訪問、年間約五〇〇人の看取りを行っています。一方、私は真宗大谷派徳養寺の長男として生まれて僧籍を持ち、医師と僧侶という二足の草鞋を履くことで、医療と宗教の視点からみた人の生死に関心をもってきました。そんな私が、医療という公共空間で宗教者が関わる重要性が社会に理解され、全国に広がるために必要なことは何か?を模索しているときに、岡部健先生に出遭いました。二〇一二年にがんで亡くなられましたが、二〇一一年の東日本大震災で多くの死者を目の当たりにされ、また自ら死と向き合うことになり、死に直面した人への「こころのケア」を行う役割を担うのは宗教者であると唱えられました。

私は岡部医師の取り組みに共感し、二〇一四年から医療法人に三‐五人の臨床宗教師を非常勤として雇用を始めました。二〇一五年には病院と自宅の中間的な施設である在宅型ホスピス、メディカルシェアハウス・アミターバを設立し、医師、訪問看護師、訪問介護士、ケアマネジャー、相談員、臨床宗教師による医療・介護チームで、スピリチュアルケアやグリーフケアを「いのちのケア」として理念に掲げ在宅医療を行ってきました。

特にメディカルシェアハウス・アミターバでは、「患者の権利に関するWMAリスボン宣言」の宗教的支援に対する権利を大切に考えており、臨床宗教師は当法人としては重要な存在です。患者さんやご家族の信仰や宗教的な背景を確認してその後のケアに繋げます。また、宗教・宗派に関係なく臨終の際に関わりのある僧侶や牧師に立ち会ってもらったり、墓じまいなどの相談など宗教的なニーズにも対応します。ただし、公共空間としての医療法人での活動のため、布教・伝道に関する行為は厳しくチェックしています。

ここで、そのチーム医療の関わりの中で印象に残っている患者さんの一人について、紹介したいと思います（なお、今回の紹介は、ご本人の意志およびご家族のご厚意によることをお伝えしておきます）。

Ｏさんは、二年前に奥さんを亡くし、九〇歳になる一年前に脳梗塞を発症し、後遺症として軽い半身の麻痺が残りました。そして、持ち前のバイタリティからリハビリに励まれ自宅での生活を取り戻されましたが、食欲が低下し体調が思わしくない状態が続いたため病院を受診しました。すると膵臓癌が見つかり、主治医からは積極的な治療はできないことを告げられました。早い時期に癌が見つけられなかったことへの後悔と、食欲がないなど体調の悪い中でのこの告知にとても大きなショックを受けられました。もともとＯさんはプロ並みに仏像を彫刻され、信心も篤くお内仏にいつも手を合わせる毎日を送っておられましたが、癌の告知で病に心を占められ、度重なる不運の連続に生きる気力を無くされてしまいました。そんな姿をみた訪問看護師である娘さんがアミターバの入居を勧めてくださいました。入居時に「この歳まで生きられ、今まで仕事も趣味も十分やるだけのことはやったので満足しています」と気丈に話されましたが、身体の怠さや鈍痛を抱え、この先の不安がうかがえました。

毎週水曜日は私が訪問診療を行う日です。Ｏさんの部屋に入るなり、「先生、昨夜、目の前に仏さんが現れたよ！　私のことを見下ろして立たれたんだ。そしたら不思議とね、今までのお腹の痛みと身体の怠さがすーっと軽くなったんだよ」。これは、メディカルシェアハウス・アミターバに入居された一週間後に、Ｏさんが私に発した第一声でした。医学的にはせん妄と考えられる現象ですが、Ｏさんは私が僧侶であることをご存知だったから安心して話されたのかもしれません。その後も、他の医療、介護スタッフにもその話をされることはありましたが、臨床宗教師の面々には、生き生きと嬉しそうに繰り返し同じ話をされたようです。そして、仏さんが現れてからのOさんは、「仏さんにお任せすればいいと思えたら、体の力が抜けて楽になりました」とにこやかな時間が増えました。それまで癌という病によって目を覆われ、身体の不調の原因にもなっていましたが、信仰心を取り戻し、諦観されたように感じました。

その後、病状は進行し体調は必ずしもいいときばかりではありませんでしたが、訪問看護師や介護士、臨床宗教師との会話を楽しみにしておられました。そして、楽しみの一つに、臨床宗教師が提供するコーヒーがありました。施設の一画にあるカフェデモンクからこのコーヒーは提供されます。心をこめて一人分ずつコーヒー豆を挽き丁寧に淹れられ、元気な方はカフェで臨床宗教師と語らいながら飲まれますが、一階のカフェまで降りることができない方は、お部屋まで届けられます。このコーヒーを挟んでの臨床宗教師との会話は、その時の体調や気分によって、話の内容だけでなく表情や声のトーン、話の間も変わります。臨床宗教師は、そのときの言葉を空気感を含め全体から感じ取った感覚も言葉に還元して、他のスタッフに伝えます。「そばの話になると玄人なみで、生き生きと話される」とか、「ミルクは○○牛乳に思い入れがあって大好きで、飲みっぷりがいい」とか、ご家族それぞれへの想いなど、その内容と空気感を我々他のスタッフも共有し、それぞれのスタッフが専門職としての医療や看護、ケアに活かします。Oさんは、コーヒーを飲みながらいろいろな想いを話したことが、よほど心に残っておられたのでしょう。最期が近くなりご自身は口から食べることができなくなりましたが、寄り添ってくれる疲れた家族に、「おまえも、カフェに行っていのちのコーヒーを飲んでおいで」と、コーヒーを勧められました。

患者さんに対するケアは、スタッフ一人ひとりが人間として関係性を築き、ひとりの人間として向き合う中から生まれます。ですから、同じ職種であっても同じことを話されるとは限りません。個人情報に関する守秘義務に注意を払いながら、このような病状の進展にともなって刻々と移り変わる患者さんの想いや心の変化をスタッフが共有し、チームで適切な医療やケアで対応することが重要であると考えます。

臨床宗教師は布教・伝道は行わず、患者さんの訴えに丁寧に耳を傾けます。また、医療・介護チームにおいて医療や介護とは違った立場でかかわるため、患者さんやご家族からは宗教的な話も含め日常のいろいろな話を聴いてくれます。そんなお話の中から、つらい思いや生きる希望となるような言葉を拾い上げ、医療や介護スタッフにその想いを伝える大事な存在です。

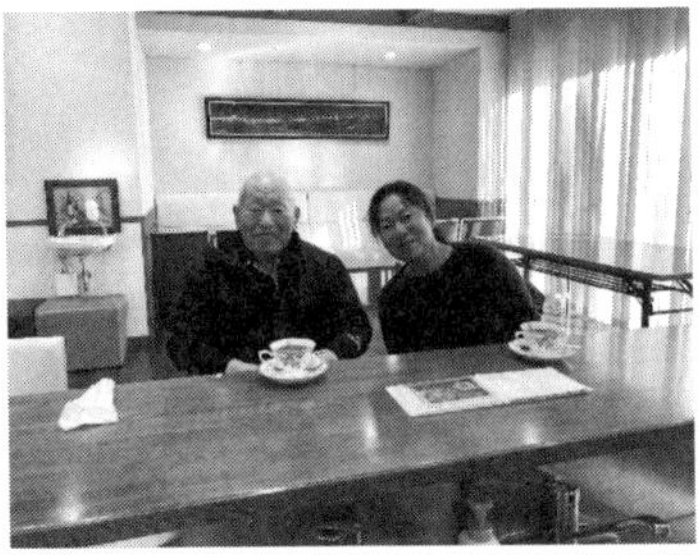

1階のカフェにてOさんと娘さん（2021年11月某日）

仏様がOさんの前に現れた理由はわかりませんでしたが、Oさんとのお別れ会の際に娘さんが「宗教者がいる空間だったので、父は仏さんを見たのだと思います」と語られた言葉は、臨床宗教師の大切な役割を象徴していると感じました。

インターフェイスと「ビリーフ自由」——解題に代えて

小西達也

1　はじめに

本書は今まで日本であまり触れられることのなかった、「インターフェイス」（異なる宗教／信仰／信仰者間の（関係性））というテーマについての、日本臨床宗教師会での議論の記録である。しかもインターフェイスについての単なる概念的議論にとどまるものでも、さらには宗教間の相互理解を目的とした「宗教間対話」にとどまるものでもなく、臨床宗教師活動、すなわち「公共空間」における具体的な社会実践（ケア活動）の中での「インターフェイス」をテーマとしている。

しかし欧米のように「私は○○教を信じています」という形での宗教を持たない人の多い日本人にとって「異なる信仰を持つ人同士の関係性」は、正直ピンとこない面も少なくないだろう。「インターフェイス」は、実は「ビリーフ（信念）」の観点から捉え直すとその本質が見えてくる。「ビリーフ」とは、例えば価値観や世界観さらには信仰といった、人間誰もが有する私たちの生を支えている信念のことである。宗教的信仰は、人間のビリーフの中でも最も根源的な次元のものと言えるだろう。[▼1] つまりインターフェイスは、異なる者同士、異なる価値観・考え方を持つもの同士の関係性の本質が、最も端的な形で現れる分野であると言える。

まず本分野にあまりなじみがない読者のために、臨床宗教師、スピリチュアルケアとは何かについて、ごく簡単に説明しておこう。「臨床宗教師」とは、病院や学校、刑務所等の「公共空間」において、スピリチュアルケアや宗教的ケアを提供する宗教者として欧米で知られる「チャプレン」の日本版とも言うべきもので、東日本大震災を契機として在宅緩和ケア医の岡部健（故人）が提唱、その活動や教育が始まったものである。

「スピリチュアルケア」には統一的定義は未だ存在していないが、一般には困難な現実や生死に関わる状況に直面して自らの「生き方」を見失った状態、いわゆる「スピリチュアル・クライシス（人生の危機）」にある人に対して提供されるもので、主として傾聴を通じてケア対象者の自己表現を援助する、「生き方発見のサポート」とも言うべき心のケアの一種である。日本では特に終末期医療で知られている（以下簡略化のため、ケア提供者を「提供者」、ケア対象者を「対象者」と記す）。一般に宗教者が提供する「宗教的ケア」は、その提供者が所属する宗教宗派の教えが示す「いかに生きるべきか」に基づき、「対象者」の生き方を導くものであるが、それに対して「スピリチュアルケア」は、そうした教えを持ち出すことなく、「対象者」の内面にあるものを引き出す形で生き方発見をサポートすることを特徴とする。

2 「インターフェイス」のキーワードとしての「ビリーフ自由」

さて、谷山は本書の序論の中で、臨床宗教師のインターフェイスの活動について学会で発表した際に、「超宗教・超宗派の活動なんてできるはずない」と意見されたことに言及しているが、これは多くの一般の人が「インターフェイス」という言葉に対して、まず最初に抱く問いであるかもしれない。しかし実は現場実践者の感覚としては、インターフェイスな協働やケアというのは――もちろん何をもって成立しているとするかの判断は容易でないが――十分に成立するものなのである。

「インターフェイス」を実現する上でポイントとなってくるのが、「提供者」の「ビリーフ自由」である。[▼2] もちろん人間は全てのビリーフから完全に自由になることはできない。しかし第1章の小西の発表で言及されているような、スピリチュアルケア教育での「ビリーフ意識化」のワークを積み重ねていくことで、ある程度それを実現していくことができる。ここではまず「ビリーフ自由」に基づいたスピリチュアルケアについて簡単におさらいしておこう。

3 「ビリーフ自由」に基づいたスピリチュアルケア

第1章の小西の発表内でも言及されているように、スピリチュアルケアで「提供者」に「ビリーフ自由」が求められる第一の理由は、「提供者」がその「ビリーフ」を「対象者」に「押しつけない」ようにする必要があるからである。

では「ビリーフ自由」を実現してスピリチュアルケアを実践していくと、「提供者」はどのようなケア経験をすることになるのか。「提供者」は、人の心の最深次元には「ビリーフ自由」な、人間として共通する次元が存在し、個人のビリーフの違いは、あくまでもその各々の置かれた「生の立場」、すなわち人生の境遇や環境、歴史に起因するものであり、「対象者」がどのような考え方や信仰を持っていたとしても、傾聴を通じて「対象者」の「生の立場」をていねいに理解していけば十分に理解可能である、との感覚を持つようになるのである。

そして「ビリーフ自由」をある程度十全に実現した上で、実際に傾聴を通じて「対象者」の「生の立場」を可能な限り正確・繊細に把握し、その「生の立場」に自らを置いた上で、「対象者」の自己表現をサポートしていくことで、「提供者」は「対象者」の「生き方」発見をサポートしていくことができるのである。

4 「ビリーフ自由」の創造性

しかし「ビリーフ自由」の実現は——これについてはこれまでスピリチュアルケアの実践や教育においてあまり語られてこなかったことであるが——単なる「押しつけないこと」の実現にとどまるものではない。

例えばケア場面において「提供者」は、「ビリーフ自由」な在り方を一定レベル実現した上で、あるがままの「対象者」としっかりと向き合い、同時に傾聴を通じて表現される「対象者」の「生の立場」を正確に理解しその「生の立場」にリアルに立つことで、瞬間瞬間の具体的なケア行為がおのずから即興的に展開されるという現象を経験するのである。そのようにして実現される、いわば「即興的《インプロビゼーショナル》なスピリチュアルケア」は、「ビリーフ自由」が十分に実現し、実践経験を積み重ねていった上ではじめて可能となる、いわば「習熟者レベルのスピリチュアルケア」と言えよう。▼3

そうしたスピリチュアルケアは、鎌田東二が第1章の鼎談内の「「ビリーフ自由」と能」や「インプロビゼーション（Improvisation）」の部分で言及しているように、能や茶道における「ビリーフ自由」な在り方からおのずから生じる「即興的《インプロビゼーショナル》」な動きに通じるもの、あるいはそれらと共通性を有するものと考えられるのである。

5 「ビリーフ自由」の理解とその実践

しかし厳密な意味での「ビリーフ自由」は簡単なことではない。例えば第2章の質疑応答でも言及されているように、それは「ビリーフ自由であるべき」と自分に言い聞かせることでもない。なぜならばそれは「ビリーフ自由であるべき」とのビリーフを持つことになるからである。またそれは「ビリーフ自由」という一つの立場に立つことでもない。なぜならばそれもまた、一種のビリーフとも言うべきものになってしまうからである。それゆえ「ビリーフ自由」というのは、例えば禅で言うところの「立場なき立場」とも言うべきものになる。

こうしたことを突き詰めていくと、それは結局、東洋の宗教において典型的に言及される「不二／非二元」性や「非対象性」の次元の事柄になってくる。それは伝統的な西洋哲学がこれまで本格的に扱ってこなかった次元である。「インターフェイス」についての議論は、そうした次元をも含めてなされる必要がある。

一般に宗教者は、その信じる宗教の教えに基づいて活動するものと考えられることが多い。しかしもしそれだけであるとしたら、宗教者は「ビリーフ自由」を本質とするスピリチュアルケア提供には向いていない、ということにもなってくる。

しかしその一方で、実は宗教者のコア・コンピタンス（中核能力）は、むしろ「ビリーフ自由」にあるとも考えられるのである。というのは、多くの宗教が本質的に「自我から自由な在り方」を人間の本来的な在り方としているからであり、それは「ビリーフ自由」な在り方を意味するからである。そしてそれは必然的に宗教者自身も実現すべき在り方ということになってくる。特に東洋の宗教で言及されている「悟り」や「目覚め」は、「ビリーフ自由」の究極的実現を意味するものとも考えられるのである。

もし宗教者の修養・修行の本質が「ビリーフ自由」にあるとするならば、それは同時に（インターフェイス・）スピリチュアルケアのための修養・修行ということにもなる。その場合には、宗教者こそが（インターフェイス・）スピリチュアルケア提供にふさわしい、ということになってくるのである。

6　日米のインターフェイスは果たして同じか

さてここで、「インターフェイス」という概念の一つの根本問題について考えてみたい。それは英語圏の人々、例えば米国人にとっての「インターフェイス」概念と日本人にとっての「インターフェイス」概念ははたしてどこまで同じなのか、という問題である。言い換えるならば「宗教の違い」ということについての捉え方は日米では異なる可能性もあるのではないか、との疑問である。

例えば米国社会というのは、多くの民族がその文化や宗教の枠組みをある程度保持したまま共存・共生する、個々のアイデンティティが非常に重視される社会であり、宗教について言及する際も、まず自らの宗教的立場を明確にすることが求められる社会である。

それに対して日本は、欧米人などから「あなたの信仰は何ですか?」と尋ねられると返答に窮してしまうような、必ずしも明確な宗教的アイデンティティを持たない人たちの多い社会であるからである。

このテーマは限られた紙面で論じ尽くせるような簡単なものではないが、ここでは試みに、米国人と結婚し米国にも長年居住し、禅思想を世界に広め、世界中の哲学者や宗教学者、心理学者にも多大な影響を与えた鈴木大拙の東西文化の違いの本質についての見方を参考にして少しだけ考えてみよう。

鈴木大拙はそのエッセイ「東洋思想の不二性」において次のように書いている。

外国に居るころ、よく口ぐせのようにいったことがある。それはこうだ。西洋の人々は、物が二つに分かれてからの世界に腰をすえて、それから物事を考える。東洋は大体これに反して、物のまだ二分しないところから、考えはじめる。こうしてお互いに生きていて話し合い、おつきあいする点では、たいして気もつけずにすんでいるが、少し何かの点で、ひょっと、変だなと思うことがあるとき、その原因をつきとめんと歩を進めると、つまりは、西は二分性の考え方、感じ方のところに立脚していることがわかる。そうして東は、そのまだ分かれぬところ、むずかしくいうと、朕兆未分已前に、無意識であろうが、そこに目をつけているということになるのである。▼[4]

つまり彼は、日本文化は「分かれる前」の次元が視野に入った文化であり、それに対して西洋文化は、その「分かれる前」を視野に入れることなく、「分かれた後」から物事を見ていく文化であると主張しているのである。

では「分かれる前」とは何か。少々哲学的になってしまうが、いわゆる「不二／非二元」の次元とも言うべきもの、井筒俊彦の「東洋哲学」の表現を用いるならば、それは「無分節」のことであろう。そしてそれは本論の言葉を用いるならば「ビリーフ自由」の次元とも言うことができよう。それに対して「分かれた後」というのは「二元」、「分節（したもの）」、さらに言うならば「主客が分離し特定の価値判断が加えられた次元」と言えるだろう。

もしこうした大掴の見方を「インターフェイス」に適用するならば、西洋のインターフェイスは、「分かれた後」のインターフェイス、すなわち「各宗教宗派の枠組、構造体を前提とした宗教間の関係性」を意味するのに対し、日本のインターフェイスは「「ビリーフ自由」の次元についての感覚を保持しながらの、それと一体となった形での宗教間の関係性」を意味すると考えることができるだろう。

そうであるならば、日本臨床宗教師会がその英名として用いている「Interfaith Chaplaincy」との表現のニュアンスも、英語圏の人々が見た場合と日本人が見た場合とでは異なる可能性もあろう。この辺りについての議論も、今後さらに重ねていく必要がある。

7　米国の資格認定システム

最後に、第5章の河合を交えた座談会で言及された、多くの読者にとってあまりなじみがないであろう、米国のチャプレン認定システムについて、ごく簡単に補足しておこう。米国のプロ・チャプレン組織として広く知られるAPC（Association of Professional Chaplains:（米国）プロチャプレン協会）の認定資格取得の条件には以下のようなものがある。

①神学大学院（三年間）の修了（神学修士（Master of Divinity: MDiv）の取得）

②チャプレン教育組織（ACPE: Association for Clinical Pastoral Education）が認定する病院での、CPE（Clinical Pastoral Education）プログラム四単位（フルタイムで一年間、一六〇〇時間）の修了

③所属宗教団体からの推薦・保証（Endorsement）

④一年間の臨床経験

米国のチャプレンの資格認定システムの基本用語についても説明しておこう。「ボード・サーティフィケーション（Board Certification）」は、ＡＰＣの資格認定委員会認定のことである（「Accreditation Committee」は、いわゆる「資格認定委員会」のことである）。したがって「ＢＣＣ（Board Certified Chaplain）」は、このＡＰＣから認定されたチャプレンを意味する。これは日本臨床宗教師会で言うところの「認定臨床宗教師」の資格に相当する。

「エンドースメント（Endorsement）」とは、いわばその資格申請者の所属宗教団体が、資格申請者について「この人はチャプレンとしてふさわしい人間である」ことを「推薦・保証」すること、その「推薦・保証書」を発行することであり、資格申請者の身元保証人としての役割を、その発行宗教団体が引き受けることを意味するものである。これは日本臨床宗教師会の「認定臨床宗教師」申請時に提出が求められている、所属宗教団体の「身元保証人確認書」に相当する。「エンドースメント」は、ＡＰＣから認められた宗教団体のみに許されている。それは長年の間、キリスト教やユダヤ教等の伝統的宗派の団体のみであった。しかし近年では、ＡＰＣに申請しもしそれが認められたならば、伝統宗教宗派以外の団体でもエンドースすることが可能になってきている。

河合の場合、インターフェイス・チャプレンとしての教育を神学大学院で受け、インターフェイス・ミニスターとしての資格をインターフェイスの団体から得ると同時に、仏教団体からのエンドースメントに基づいてプロ・チャプレンとしての認定を取得し、自らのアイデンティティを「インターフェイス・チャプレン」とする道を選んでいる。

彼女が歩んできた道のユニークな点は、長年特定の宗教団体に属することなく企業で人生経験を積み、そのプロセスの中で自らにしっくりくる宗教的アイデンティティ、宗教団体を模索し続け、それを見出してきた点にある。そしてインターフェイス・チャプレンとして米国の病院で活躍する現在も、自身のスピリチュアルなアイデンティティを模索する旅、いわば「スピリチュアル・ジャーニー（Spiritual Journey）」を続けている。

しかしよく考えてみるならば、これは全てのチャプレン、臨床宗教師、さらには全ての宗教者にとっても必要なプロセスなのではないだろうか。というのは、たとえ同じ宗教宗派内であっても、個々の宗教者の信仰の在り方は各々唯一無二のものであるはずだからである。しかも特にチャプレンや臨床宗教師の場合には、その仕事が、そうした「対象者」の信仰の個別性の徹底的尊重にあることを考慮するならば、「提供者」は自身のアイデンティティについても徹底的に自覚的である必要があり、たとえ世襲により自らの宗教宗派が与えられた宗教者であっても、それは同様であると考えられるからである。そうした意味でも彼女の経験は非常に示唆に富むものとなっている。

8　おわりに

最後に本書の全体を俯瞰しておこう。本書はまず、谷山洋三によるインターフェイスに関する序論に始まる。そこでは日本臨床宗教師会とインターフェイスの関係性、そして社会でのインターフェイスについての捉え方などが紹介されている。

第1章に収録されている日本臨床宗教師会のインターフェイスに関する第一回目のシンポジウム（インターフェイスの集いI）は、インターフェイスに対する強い思い入れを持つ鎌田東二、金田諦應、小西達也の三名による発表と鼎談、そして質疑応答から成る。鎌田は日本臨床宗教師会のインターフェイスについてのワーキンググループの発起人であり、長年にわたり神道の立場から霊性やアート分野において多くの業績を残してきたが、「インターフェイス」についても人生のテーマとして強い関心を持ち続けてきた。金田は「臨床宗教師」のいわば「第0号」として傾聴移動喫茶「カフェ・デ・モンク」等の活動を展開してきたことで知られる。小西は、臨床宗教師の生みの親である岡部健（故人）が、臨床宗教師の原型たる「チャプレン」という職業を知るきっかけとなった人物であり、日米の病院でチャプレンとして活動し、現在はスピリチュアルケアの理論構築に取り組んでいる。三者の鼎談では、スピリチュアルケアにとどまらず、そのアートや芸道、武道との関係にまで話が及んでいる。

第2章として収録されているインターフェイスに関する第二回目のシンポジウム（インターフェイスの集いII）は、日本のスピリチュアルケア界をこれまでリードしてきたこの分野の顔とも言える窪寺俊之、東北大学実践宗教学寄附講座において臨床宗教師活動を主導、またこれまで事務局長として日本臨床宗教師会の運営を支えてきた谷山洋三、そしてキリスト教の牧師として教会の運営、社会活動を展開する傍ら、前二者と同じ臨床スピリチュアルケア教育協会

（PASCH）にて長年スピリチュアルケア教育に携わってきた申英子の三者による発表と鼎談である。鼎談では、スピリチュアルケアとは何か、臨床宗教師には何が必要か、といった事柄について興味深い議論が交わされている。

第3章に収録されている座談会は、アメリカの神学大学院で広く諸宗教について学び、現在天理教の教会長として活動している日本臨床宗教師会会員の安井をゲストに迎え、日本の宗教界において必ずしもマジョリティとは言えない立場であるからこそ見えてくる視点から、二つのシンポジウムについて切り込んでもらい、それを契機として、インターフェイス・ワーキンググループのメンバーである窪寺、谷山、小西との間でインターフェイスについての議論を深掘りしている。

第4章に収録されている座談会では、米国で現在、インターフェイス・チャプレンとして活動を続ける河合が、米国のインターフェイス・チャプレンとその具体的活動内容や経験について語り、その上で窪寺、谷山、小西との間で議論を展開している。

「インターフェイス」にあまりなじみのない読者は、その基本的な事柄について述べられている、谷山による序論と、第2章の小西の発表内容から読み進めるのも一案かもしれない。

註

▼1 「信仰」についてより詳細に議論する場合には、英語で表現するところの「Belief（ビリーフ）」と「Faith（信仰）」を区別する必要がある。「「異なる」宗教同士の関係性」を意味する「インターフェイス」で問題になるのは、実は「Faith」というよりも、各々の宗教の「Belief」の方になってくる。「Faith」はむしろ後述の「ビリーフ自由」（からの「はたらき」を信じること）に近いニュアンスを有する面がある。（八木誠一『創造的空への道』ぷねうま舎、二〇一八年。

▼2 小西達也『インターフェイス・スピリチュアルケア』春風社、二〇二三年、pp. 79–80, 104–106, 220, 352–353, 367–368, 372.

▼3 小西達也『インターフェイス・スピリチュアルケア』春風社、二〇二三年、pp. 368–379.

▼4 鈴木大拙『東洋的な見方』岩波書店、一九九七年。

おわりに

窪寺俊之

皆様のお手元に『スピリチュアルケア——臨床宗教師によるインターフェイス実践の試み』をお届けできることを心から嬉しく思います。この本が発起されたのは、日本臨床宗教師会に参加する宗教者から宗教者が公共空間で活動する場合の立ち位置の問題について、いろいろの意見や課題が提出されたことがきっかけです。そこで宗教者が広く社会の中で活動する際に直面する課題を議論しました。また、積極的に協働できる可能な方法についても議論されました。これらの問題は、個人的レベルではいろいろ話し合われていましたが、日本臨床宗教師会で議論することが必要ではないかとの意見が出たのです。

異なる宗派の宗教者が自分の宗教的信仰や活動を立場の異なる人たちと直接議論できたことは、正に臨床・宗教師会だったからこそ出来たことでしょう。宗派的教義や倫理や伝統文化に軸足を置くのではなく、臨床という場で自分の信じる宗教が何を語り、何をしているのかを吟味する貴重な時となりました。

異なる宗派の宗教者が協働することは非常に望ましいことであり、今までもいろいろの形で協働の形が議論され、実際になされてきましたが、なかなか結論は出ていないと思われます。欧米でも日本でも多宗教間対話などとして議論されてきました。

宗教者が公共空間で働く際の課題を真剣に議論するきっかけを与えてくれたのは、東日本大震災でした。異なる宗派の宗教者が被災地に入り、被災者と直接対話し、被災地の現場を見て自分自身のあり方を反省し、考える機会となったのです。自分達の宗教のあり方を根本から問い直す機会となりました。

今回、その一つの成果としてこの本が出版されたことは嬉しいことです。ここでの議論を踏まえて次のステップに進む助けにもなると考えます。日本の仏教者、神道者、新宗教者、キリスト教者、あるいは無宗教者などが同じテーブルで語りあえたことは有益でした。また、臨床実践が紹介されたことは宗教の意味を考える上で大きな意味があったでしょう。また、互いの立場を尊重しながら、互いに学び合う姿勢が見られたことも嬉しい成果です。互いに学び合うことが、異なる宗教間で協働する上での重要な点だったと思います。

この本ができる過程では、この問題に強い関心を示して積極的に応援し協力してくださった大勢の方がいます。日本臨床宗教師会会長の鎌田東二先生はこのテーマの重大さを最初から認識されてこの企画を強く支援してくださいました。前会長の島薗進先生は、この企画を応援して宗教の本質を見直して、宗教の役割を指摘してくださっています。谷山洋三先生は、臨床宗教師会の事務局長として広い視点から宗教者の対話の機会を作りこの企画を支援してくださいました。小西達也先生はこのインターフェイスに強い関心を持ち長年研究されてきて協働の理論的基盤を示して、この企画の原動力となってくださいました。新宗教の立場で臨床宗教師の役割を考えてこられた安井幹直先生、そして米国で長い間チャプレンとしての経験を持たれる河合紀子先生が快く参加してくださいました。被災地で積極的ケアに携わっている金田諦応先生や、日常的に精神的痛みを抱えている人に関わっている申英子先生やケア者の人材養成に関わっている伊藤高章先生などは貴重な体験を共有してくださいました。心からの感謝とお礼を申し上げます。そして、このような形で公刊することを日本臨床宗教師会の一〇周年記念の成果として許可してくださった理事会と会員の皆様に心からの感謝を申し上げます。編集委員に加わってくださった高橋原先生、また第1章、第2章の元となったシンポジウムを支えて下さった、カフェデモンクスタジオの吉田裕昭師、天野宏心師、さらに司会をお勤め下さった日本臨床宗教師会理事の野々目月泉師、井川裕覚師、そして本書の編集に大変ご尽力下さった、作品社の福田隆雄様に心より感謝申し上げます。

この本の読者には、個人的に信じる宗教は異なりつつも、それぞれの信仰を尊敬しつつ学び合うことの意味を感じられたと思います。震災、天災、水害、事故などで痛みを持って苦しむ方々に仕える宗教者が協働しあう機会となることを願います。また、宗教が個人の救いや癒しに果たす役割、世界の平和を生み出す責任をますます自覚していきたいと願います。諸々の宗教の本質や意味、役割をさらに追求することを願う仲間が増えることを願っています。公共空間の場での宗教の根源的テーマである救済や癒しの問題をこのように語り合えたことは大きな喜びでした。多くの方々に読んでいただきたいと願っています。

用語集

日本臨床宗教師会

二〇一八年三月に「認定臨床宗教師」の資格認定を開始。臨床宗教師が高度な倫理性に支えられた質の高いケアを提供できるように、各地の臨床宗教師会が臨床宗教師養成教育プログラムを備えた諸大学機関との協力に基づいて、継続的な研鑽の機会充実につとめている。詳しくは本書の序論を参照。

臨床宗教師

病院や学校、刑務所等の「公共空間」において、スピリチュアルケアや宗教的ケアを提供する宗教者として欧米で知られる「チャプレン」の日本版とも言うべきもの。東日本大震災を契機として在宅緩和ケア医の岡部健氏（故人）が提唱、その活動が始まったもの。

スピリチュアルケア

「スピリチュアルケア」には統一的定義は存在していないが、一般には困難な現実や生死に関わる状況に直面して自らの「生き方」を見失った状態、いわゆる「スピリチュアル・クライシス（人生の危機）」にある人に対して提供されるもので、主として傾聴を通じてケア対象者の自己表現を援助する、「生き方発見のサポート」とも言うべき心のケアの一種。

ビリーフ自由

私たちが無意識のうちに信じている「ビリーフ（信仰・信念）」から自由な在り方。臨床宗教師教育の主眼の一つはこの「ビリーフ自由」にある。ビリーフは自我の基盤・核心を成すもの、あるいは自我そのものとも言えることから、「ビリーフ自由」は世界の多くの宗教が修行目標として掲げる「自我／我執からの自由」とも深い関連性を有する。

傾聴

先入観なく相手の思いや考えを深く理解しようとして相手の話に真剣に耳を傾けること。ケアやカウンセリング、コミュニケーションの基本技術とも言うべきもの。カール・ロジャースらが提唱した「アクティブ・リスニング」の意味合いで用いられることも多い。

傾聴移動喫茶「カフェデモンク」

「"Café de Monk" はお坊さんが運営する喫茶店です。Monk は英語でお坊さんのこと。もとの平穏な日常に戻るには長い時間がかかると思います。文句のひとつも言いながら、ちょっとひと息つきませんか？　お坊さんもあなたの文句を聴きながら一緒に悶苦します。」というメッセージボードを掲げ、東日本大震災被災地では軽トラックに喫茶道具を積み、避難所・仮設住宅・復興住宅を巡回し傾聴活動を行う。その使命は、突然の出来事で破壊され、凍り付いた時間と空間を再び繋ぎ合わせ、共に未来への物語を紡ぐこと。宮城県内を中心に四三か所約四五〇回開店。現在は連携機関や開店場所を変えながら活動を継続している。

フランクル

ヴィクトール・フランクル（一九〇五‐一九九七年）。オーストリアの精神科医。ロゴセラピーの提唱者。著書に「夜と霧」。「それでも人生にイエスと言う」等。

イースター

キリスト教の用語で、十字架にかけられ亡くなったイエス・キリストが、その三日目に復活したことを祝う「復活祭」、あるいはそのお祝いの日のこと。春分の日の後の最初の満月の次の日曜日に祝われるため、毎年日付が変わる。

パスク

パスクとはＰＡＳＣＨ（Professional Association for Spiritual Care and Health: 臨床スピリチュアルケア協会）のこと。日本の臨床スピリチュアルケア推進を目的として、臨床スピリチュアルケア専門職の養成、研究会の実施など、スピリチュアルケアの知識・技術・能力の維持向上に関する活動を行っている。

CPE

ＣＰＥ（Clinical Pastoral Education: 臨床司牧教育／臨床牧会教育とも訳される）とは、一九二〇年代に米国で始まった、チャプレン教育プログラムのこと。日本の臨床宗教師教育や世界の多くのチャプレン教育の標準的存在となっている。

ユング心理学

スイスの精神科医・心理療法家カール・ユング（一八七五 - 一九六一年）が提唱した深層心理学のこと。「集合的無意識」や「元型」などの概念で知られる。

トランスパーソナル心理学

個人（「パーソナル」）の枠を超越（「トランス」）した意識や体験を扱う心理学。アブラハム・マズロー（一九〇八 - 一九七〇年）やスタニスラフ・グロフ（一九三一年 - ）が創始者とされ、代表的論者にはケン・ウィルバー（一九四九年－）がいる。

2016年　上智大学大学院実践宗教学研究科
2016年　種智院大学、武蔵野大学で「臨床宗教師」養成開始
2016年　平成28年熊本地震被災者支援活動（九州臨床宗教師会）
2017年　愛知学院大学、大正大学で「臨床宗教師」養成開始
2017年　平成27年7月九州北部豪雨被災者支援活動（九州臨床宗教師会）
2018年　日本臨床宗教師会で「認定臨床宗教師」資格認定開始
2018年　上智大学で「臨床宗教師」養成開始
2018年　平成30年7月西日本豪雨被災者支援活動（中国地方臨床宗教師会、四国臨床宗教師会）
2018年　平成30年北海道胆振東部地震被災者支援活動（北海道東北臨床宗教師会）
2020年　「きびしい状況の中、ケアの現場に立ち続けている皆様へ」特設サイト（日本臨床宗教師会有志）
2020年　令和2年7月球磨川豪雨被災者支援活動（九州臨床宗教師会）
2022年　「いのちと平和の祈り」の呼びかけ（日本臨床宗教師会）
2022年　旧統一教会被災者支援活動（日本臨床宗教師会有志）
2023年　「岡部健と臨床宗教師の10年」特別シンポジウム（日本臨床宗教師会）
2023年　令和5年7月熊本豪雨被災者支援活動（九州臨床宗教師会）
2024年　令和6年1月能登地震被災者支援活動（中部臨床宗教師会）
2024年　令和6年7月最上川水害被災者支援活動（東北臨床宗教師会）

＊一般社団法人日本臨床宗教師会は、各地域の臨床宗教師会（現在は、北海道、東北、関東、中部、関西、中国地方、四国、九州の8つで、いずれも任意団体）と連携協力関係にあり、いわゆる本部 - 支部の関係ではありません。日本臨床宗教師会は資格制度などの基盤整備を担い、臨床活動は各地域会やその会員が行います。東北大学、上智大学、大正大学、武蔵野大学、愛知学院大学、種智院大学、龍谷大学、日本スピリチュアルケアワーカー協会の8大学機関は教育プログラムとして認定されており、そのプログラム修了者は「認定臨床宗教師」の資格申請ができます。有資格者のリストは日本臨床宗教師会のホームページ（http://sicj.or.jp）で公開しています。

臨床宗教師の養成に関する年表

〈前史〉

1963年　日本パストラルカウンセリング協会（解散）

1973年　関西パストラルカウンセリングセンター

1982年　ルーテル神学校人間成長とカウンセリング研究所（現・ルーテル学院大学デールパストラルセンター）

1985年　日本パストラルケア・カウンセリング協会

1993年　佛教大学専攻科佛教看護コース（2006年に閉鎖）

1998年　臨床パストラルケア教育研修センター（現・臨床パストラルケア教育研究会）

2002年　高野山真言宗心の相談員養成講習

2005年　臨床スピリチュアルケア協会

2006年　日本スピリチュアルケアワーカー協会

2006年　高野山大学文学部スピリチュアルケア学科（2010年に閉鎖）

2006年　対人援助・スピリチュアルケア研究会

2007年　日本スピリチュアルケア学会

2009年　聖トマス大学日本グリーフケア研究所（翌年上智大学へ移管）

2009年　龍谷大学大学院実践真宗学研究科

〈臨床宗教師の誕生〉

2011年　東日本大震災

2012年　東北大学文学研究科実践宗教学寄附講座開設、「臨床宗教師」養成開始

2012年　日本スピリチュアルケア学会で「スピリチュアルケア師」資格認定開始

2013年　臨床仏教研究所で「臨床仏教師」養成開始

2014年　龍谷大学、ワーカー協会で「臨床宗教師」養成開始

2015年　高野山大学で「臨床宗教師」養成開始（2023年まで）

2016年　日本臨床宗教師会（翌年から一般社団法人）

沼口諭（ぬまぐち・さとし）

1961年生まれ。岐阜大学大学院医学研究科博士課程修了。主な著書に『メディカルシェアハウス』、共著に『共に生きるスピリチュアルケア』『臨床心理に活かすスピリチュアルケア』。現在は、医療法人徳養会理事長、大垣市医師会会長。日本臨床宗教師会副会長。

安井幹直（やすい・みきお）。

1972年生まれ。Graduate Theological Union（M.A.）、主な著書に*A Niebuhrian Theodicy*、主な論文に「メタファーとしての元の理」（天理インターカルチャー研究所『研究論叢』14号、2006年）。現在は、天理教一広分教会長、天理大学非常勤講師。日本臨床宗教師会認定臨床宗教師。

吉尾天声（よしお・てんせい）

1965年生まれ。大谷大学文学部卒業、東北大学大学院文学研究科第2回実践宗教学寄附講座修了、2013年より臨床宗教師の活動に参画し九州臨床宗教師会を設立。現在は、真宗大谷派護法山浄玄寺住職。イエズスの聖心病院で傾聴活動をおこなっている。真宗大谷派教師、認定臨床宗教師、精神保健福祉士、ひきこもり自立支援「YOROZUカンパニー」代表、九州臨床宗教師会代表、日本臨床宗教師会理事、熊本刑務所教誨師。

窪寺俊之（くぼでら・としゆき）
1939年生まれ。エモリー大学大学院（M.Div.）、コロンビア神学校（Th.M.）、大阪大学（博士）。主な著書に『スピリチュアルケア入門』『スピリチュアルケア概説』『スピリチュアルケア研究』など。現在は、兵庫大学大学院非常勤講師。日本臨床宗教師会顧問、インターフェイスWGメンバー。

小西達也（こにし・たつや）
1967年生まれ。ハーバード大学大学院修士課程修了。博士（京都大学）。主な著書に『インターフェイス・スピリチュアルケア』、共著に『仏教とスピリチュアルケア』『無心のケア』。現在は、武蔵野大学教養教育部会教授・科長。日本臨床宗教師会理事、インターフェイスWG座長。

島薗進（しまぞの・すすむ）
1948年生まれ。東京大学大学院人文科学研究科博士課程単位取得退学。主な著書に『死生観を問う』『ともに悲嘆を生きる』『なぜ「救い」を求めるのか』。現在は、東京大学名誉教授、大正大学客員教授、上智大学グリーフケア研究所客員所員、龍谷大学客員教授、NPO東京自由大学学長。日本臨床宗教師会会長（2025年度から）。

申英子（シン・ヨンジャ）。
1941年生まれ。東京神学大学大学院（神学修士）。主な共著に『闇から光へ』『スピリチュアルケアを語る　第3集』。現在は、日本基督教団西九条ハニル教会牧師、米国認定日本ハコミ研究所セラピスト、日本臨床宗教師会認定臨床宗教師。

谷山洋三（たにやまようぞう）
1972年生まれ。東北大学大学院文学研究科博士後期課程修了、博士（文学）。主な著書に『医療者と宗教者のためのスピリチュアルケア』、共著に『スピリチュアルケアを語る　第3集』など。現在は、東北大学大学院文学研究科教授。日本臨床宗教師会副会長、インターフェイスWGメンバー。

執筆者略歴（50音順）

伊藤高章（いとう・たかあき）
1956年生まれ。国際基督教大学大学院修了（文学修士）、The Church Divinity School of the Pacific 修了（M.Div）、Oxford Next Horizons Programme 修了。共著に『ヘルスヒューマニティーズ』。現在は、上智大学グリーフケア研究所客員所員。

大下大圓（おおした・だいえん）
1954年生まれ。京都大学こころの未来研究センター修了。主な著書に『死ぬのは怖くありません』『瑜伽行詳説　即身成仏観法入門』、共著に『ACP人生会議でこころのケア』など。現在は、飛騨千光寺長老、和歌山県立医科大学連携教授、沖縄大学客員教授。日本臨床宗教師会副会長。

金田諦應（かねた・たいおう）
1956年生まれ。駒澤大学人文科学研究科仏教学専攻修了。主な著書に『傾聴のコツ』『東日本大震災』。現在は、通大寺住職（曹洞宗）。傾聴移動喫茶「Café de Monk」マスター。日本臨床宗教師会元副会長。

鎌田東二（かまた・とうじ）
1951年生まれ。國學院大學文学部哲学科卒、岡山大学大学院医歯学総合研究科社会環境生命科学専攻博士課程単位取得中途退学。宗教哲学・民俗学、博士（文学）。主な著書に『神界のフィールドワーク』『神道のスピリチュアリティ』『悲嘆とケアの神話論――須佐之男と大国主』など。現在は、京都大学名誉教授。天理大学客員教授。日本臨床宗教師会会長（2024年度まで）。

河合紀子（かわい・のりこ）
1968年生まれ。クレアモント神学大学院修士課程修了（Master of Divinity in Interfaith Chaplaincy）。現在は、カリフォルニア州サンディエゴのミッションホスピス、およびシャープ病院チャプレン。

スピリチュアルケア——臨床宗教師によるインターフェイス実践の試み

二〇二五年三月二五日　初版第一刷印刷
二〇二五年三月三〇日　初版第一刷発行

編者　日本臨床宗教師会

発行者　福田隆雄
発行所　株式会社作品社
〒一〇二-〇〇七二　東京都千代田区飯田橋二-七-四
電話　〇三-三二六二-九七五三
ファクス　〇三-三二六二-九七五七
振替口座　〇〇一六〇-三-二七一八三
ウェブサイト　https://www.sakuhinsha.com

装幀　小川惟久
本文組版　大友哲郎
印刷・製本　シナノ印刷株式会社

Printed in Japan
ISBN978-4-86793-080-9　C0047

新約聖書　訳と註　全7巻［全8冊］

田川建三訳著

【第一巻】マルコ福音書／マタイ福音書
【第二巻】上 ルカ福音書
　　　　 下 使徒行伝
【第三巻】パウロ書簡　その一
【第四巻】パウロ書簡　その二／擬似パウロ書簡
【第五巻】ヨハネ福音書
【第六巻】公同書簡／へブライ書
【第七巻】ヨハネの黙示録

エリック・ホッファー自伝
構想された真実

中本義彦▼訳

失明、孤独、自殺未遂、10年の放浪、そして波止場へ……。つねに社会の最底辺に身を置き、働きながら読書と思索を続け、独学によって思想を築き上げた「沖仲仕の哲学者」が綴る情熱的な精神のドラマ。

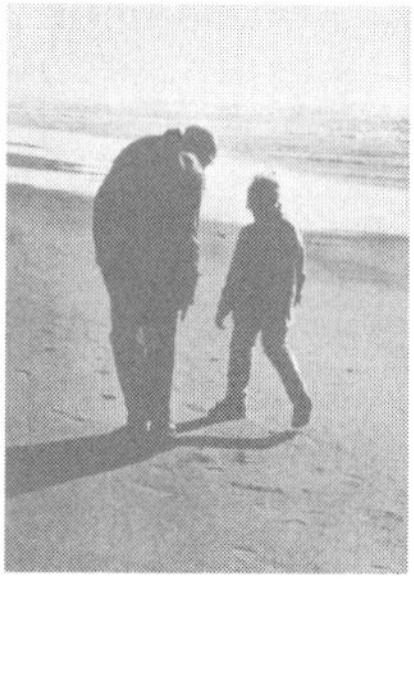

エリック・ホッファー 魂の錬金術
全アフォリズム集

中本義彦▼訳

冷徹な洞察と洗練された警句によって人間の本質を剔抉する、ホッファー哲学のすべて。波瀾の生涯から紡ぎだされた魂の言葉全475篇。『情熱的な精神状態』『人間の条件について』収録。

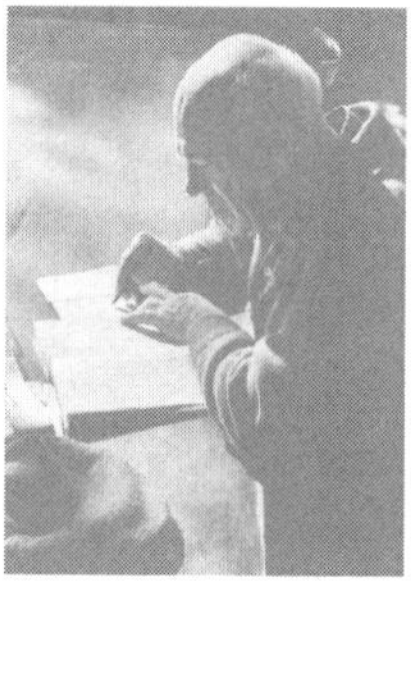